全国卫生产业企业管理协会治未病分会
中国民族医药学会医史文化分会　联合组织编写
中关村炎黄中医药科技创新联盟

U0269456

话说国医

河南卷

丛书总主编　温长路
本 书 主 编　贾成祥
　　　　　　徐江雁

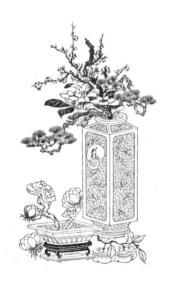

河南科学技术出版社
·郑州·

图书在版编目（CIP）数据

话说国医．河南卷/贾成祥，徐江雁主编．—郑州：河南科学技术
出版社，2017.1
ISBN 978-7-5349-8011-4

Ⅰ.①话… Ⅱ.①贾… ②徐… Ⅲ.①中医学–医学史–河南省
Ⅳ.①R-092

中国版本图书馆 CIP 数据核字（2016）第 118179 号

出版发行：河南科学技术出版社
地址：郑州市经五路 66 号　　邮编：450002
电话：（0371）65788613
网址：www. hnstp. cn
策划编辑：马艳茹　高　杨　吴　沛
责任编辑：胡　静
责任校对：武丹丹
封面设计：张　伟
版式设计：王　歌
责任印制：张　巍
印　　刷：河南新华印刷集团有限公司
经　　销：全国新华书店
幅面尺寸：185 mm×260 mm　印张：14.5　字数：207 千字
版　　次：2017 年 1 月第 1 版　　2017 年 1 月第 1 次印刷
定　　价：58.00 元

本书编写人员名单

主　　编　贾成祥　徐江雁

副　主　编　程传浩　刘文礼　赵东丽　尹笑丹

编　　委　冯晶晶　王文蔚

总　序

　　国医，是人们对传统中国医学的一种称谓，包括以汉民族为主体传播的中医学和以其他各不同民族为主体传播的民族医学，与现代习惯上的"中医学"称谓具有相同的意义。她伴随着数千年来人们生存、生活、生命的全过程，在实践中历练、积累，在丰富中沉淀、完善，逐渐形成了具有中国哲学理念、文化元素、科学内涵的、在世界传统医学领域内独树一帜的理论体系，为中华民族乃至全世界人民的健康做出了重大贡献。

　　中医具有鲜明的民族特征和地域特色，以其独特的方式生动展示着以中国为代表的、包括周边一些地区在内的东方文化的历史变迁、风土人情、生活方式、行为规范、思维艺术和价值观念等，成为中国优秀传统文化的有机组成部分和杰出代表，从一个侧面构建和传承了悠久、厚重的中国传统文化。自岐黄论道、神农尝百草、伏羲制九针开始，她一路走来，"如切如磋，如琢如磨"（《诗经·国风·卫风》），经过千锤百炼，逐渐形成了包括养生文化、诊疗文化、本草文化等在内的完整的生命科学体系，也是迄今世界上唯一能够存续数千年而不竭的生生不息的医学宝藏。

　　中国幅员辽阔，在不同的区域内，无论是地貌、气候还是人文、风情，都存在着较大差异。因此，在长期发展过程中也形成了具有相同主旨而又具不同特质的中医药文化。其方法的多样性、内容的复杂性、操作的灵活性，都是其他学科不可比拟也不能替代的。在世人逐渐把目光聚焦于中国文化的今天，国学之风热遍全球。国学的核心理念，不仅存在于经典的字句之中，重要的是蕴结于中国人铮铮向上的精神之中。这种"向上之气来自信仰，对文化的信仰，对人性的信赖"（庄世焘《坐在人生的边上——杨绛先生百岁答问》），是对文化传统的认知和共鸣。"文化传统，可分为大传统和小传统。所谓大传统，是指那些与国家的政治发展有关的文化内容，比如中国汉代以后的五行学说，就属于大传统。"（李河《黄帝文化莫成村办旅游》）无疑，中医是属于大传统范畴的。中国文化要全面复兴，就不能不问道于中医，不能失却对中医的信仰。要准确地把握中医药文化的罗盘，有必要对中医学孕育、形成、发展的全过程进行一次系统的梳理和总结，以从不同的地域、不同的视角、不同的画面全方位地展示中医学的深邃内涵和学术精华，为中医学的可持续发展，特别是众多学术流派的研究提供更多可信、可靠、可用的证据，为促进世界各国人民对中医更深层次的了解、认同和接受，为文化强国、富国战略的实施和中医走向世界做出更大的贡献。如此，就有了这个组织编撰大型中医药文化丛书"话说国医"的想法和策划，有了这个牵动全国中医学术界众多学者参与和未来可能影响全国众多读者眼球的举动。

"话说国医"丛书，以省（直辖市、自治区）为单位，每省（直辖市、自治区）自成一卷，分批、分期，陆续推出。丛书分则可审视多区域内的中医步履，合则能鸟瞰全国中医学之概观。按照几经论证、修改、完善过的统一范式组织编写。丛书的每卷分为以下四个部分：

第一部分——长河掠影。讲述中医从数千年的历史中走来，如何顺利穿越历史的隧道，贯通历史与现实连接的链条，是每卷的开山之篇。本篇从大中医概念入手，着眼于对各省（直辖市、自治区）与中医药发展重大历史事件关系的描述，既浓彩重笔集中刻画中医药在各地的发展状况和沧桑变迁的事实，又画龙点睛重点勾勒出中医学发展与各地政治、经济、文化的多重联系。在强调突出鲜明思想性的原则下，抓住要领、理出线条、总结规律、突出特色，纵横历史长河，概说中医源流，彰显中医药文化布散于各地的亮点。

第二部分——历史人物。该部分是对各地有代表性的中医药历史人物的褒奖之篇。除简要介绍他们的生卒年代、学术履历、社会交往等一般项目外，重点描述他们的学术思想、学术成就和社会影响。坚持按照史学家的原则，实事求是，秉笔直书,不盲目夸大,也不妄自菲薄,同时跳出史学家的叙述方式,用文学的手法将人物写活,把故事讲生动。其中也收入了一些有根据的逸闻趣事,并配合相关图片,以增加作品的趣味性和可读性,拉近古代医家与现代读者的距离。

第三部分——往事如碑。该部分表现的主题是在中国医学史上值得记上一笔的重大事件:第一,突出表现自然灾害、战争、突发疫病等与中医药的关系及其对医学发展的客观作用;第二,重点反映中医地域特色、不同时期的学术流派、药材种植技术与道地药材的形成等对中医药理论与实践传承的影响;第三,认真总结中医药在各个历史时期对政治、经济、文化生活等产生的积极作用。以充分的史料为依据,把中医药放到自然的大环境、社会的大背景下去考量,以充分显示她的普适性和人民性。

第四部分——百年沉浮。即对 1840 年以来中医药发展概况的回顾和陈述,特别关注在医学史上研究相对比较薄弱的民国时期中医药的发展状况,包括中医的存废之争、西学东渐对中医的挑战和影响,以及新中国成立、中医春天到来后中医药快速发展的情况和学术成就等。梁启超说:"凡在社会秩序安宁、物力丰盛的时候,学问都从分析整理一路发展。"(《中国近三百年学术史》)通过对不同阶段主要历史事实的综合和比对,借镜鉴、辨是非、放视野、明目标,以利于中医未来美好篇章的谱写。

作为中医药文化丛书,"话说国医"丛书致力于处理好指导思想一元化与文化形式多样性的关系。在写作风格上,坚持以中医科学性、思想性、知识性为导向,同时注重在文化性、趣味性、可读性上下功夫,以深入浅出的解读、趣味横生的故事、清晰流畅的阐释,图文并举,文表相间,全方位勾画出一幅中医学伟大、宏观、细腻、实用的全景式长卷。参加本书编纂的人员,都是从全国各地遴选出的中医药文化研究领域内的中青年中医药学者,他们头脑清、思维新、学识广、笔头快,在业内和社会上有较大影响和较高声誉,相信由他们组成的这支队伍共同驾驭下的这艘中医药文化航母,一定会破浪远航,受到广大读者的支持和欢迎!

丛书在全国大部分省、市、自治区全面开始运作之际,写上这些话,也算与编者、作者的一种交流,以期在编写过程中能对明晰主旨、统一认识、规范程序

4

起到些许作用；待付梓之时，就权作为序吧！

温长路

2012 年 12 月于北京

前　言

　　"中天下而立"的河南是中华民族的重要发祥地，是中华文明的重要发祥地。悠久的历史、灿烂的文化，培育出一大批彪炳青史的名医大家，使河南成为中医药文化的滥觞和渊薮。从中医思想的创立、中医名家的诞生，到中医巨著的创作、医学制度的创建、针灸铜人的创铸，无不发生在中原大地这片沃土之上。正所谓"中医药文化起始于中原，中医药大师荟萃于中原，中医药文化发达于中原，中医药巨著诞生于中原"。

　　中原文明在整个华夏文明中的特殊地位，首先表现为其根源性和原创性。所谓根源性，是指华夏文明寻根溯源归结于河南；所谓原创性，是指中华文明中的文明成果最早是在中原大地上创造出来的。就河南中医药文化来看，这一特点表现得非常突出和明显。中医药学的思想渊源于河南，中医药理论的开山之作《黄帝内经》的医学思想形成于中原的岐黄问对。从伏羲时期、神农时期到轩辕黄帝时期，中原文化对岐黄文化的起源和发展产生了深远的影响。南阳"医圣"张仲景在总结前人医学成就的基础上结合自己的临床经验而编著的《伤寒杂病论》，集汉代以前医学之大成，在中医发展史上具有划时代的意义和承先启后的作用，对祖国医学的发展做出了重要贡献。《伤寒杂病论》不仅为诊治外感疾病提出了辨证纲领和治疗方法，也为中医临床各科提供了辨证论治的规范。它创立了六经辨证体系，奠定了祖国医学辨证论治的基础，成为我国第一部理论联系实践、理法方药齐备的临床医学巨著，为后世医家奉为经典。中原文化因河南"中天下而立"的地域特点而铸就的中和思想作为文化基因成就了中医药文化的核心理念，中和的理念成为中医药学一以贯之的思维方法。这一切都说明了河南中医药文化是整个中医药文化的根源与根本所在。

　　本书分为四大部分：第一部分"长河掠影"，以史为序，叙述中原大地如诗如歌的历史，介绍中医药学的文化背景和文化基础；第二部分"历史人物"，按照中医发展的历史顺序，叙述历代中原医家，介绍其多彩的人生，发掘其卓绝的成就；第三部分"往事如碑"，叙述中原中医药文化发展史上可圈可点的重大历史事件及其对中医药学独特而突出的影响和贡献；第四部分"百年沉浮"，叙述自清朝末年到民国时期在西方文化冲击下中原中医药文化蜿蜒前行的曲折历程。

　　追忆中原中医药文化的悠久历史，品味中原中医药文化的突出成就，综观中国中医药文化的发展概况，我们深切地感受到河南在中医药文化中的根源性和主体性地位。此录旧作《中医源·序》以记之。

　　九曲黄河，蜿蜒苍龙之象；河图洛书，点画神秘之数。

　　一画开天，开元人文曦光；八卦成列，融合天地人道。

　　阏伯神火，挥别茹毛饮血；伊尹汤液，甘尝五味酸咸。

　　易道阴阳，曲尽万物之情；医易同源，同此阳变阴合。

　　岐黄问对，发国医理路之端绪；素问灵枢，阐生命科学之秘奥。

　　南阳仲景，悯天下生灵于涂炭；伤寒金匮，合医论临证于一体。

　　至此以往，医道盛于华夷；踵事增华，有赖后世贤良。

　　天地之中，中道由之以成；中和之理，万物由之而生。

　　生命本真，实阴阳之和化；医理根荄，诚中和之滋养。

　　岐黄甚精，深得生灵三昧；杏林至妙，洞悉天人一体。

　　轩辕台、羑里城，胜迹依稀可睹古圣风范；

　　神农山、橘井泉，风物隐约能见先贤形影。

　　论理道、察胜迹，杏林辉光全是中原薪火；

　　追医家、绍医籍，轩岐万派尽得中州一源。

编者

2016 年 4 月

目　录

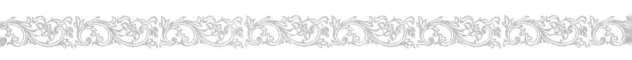

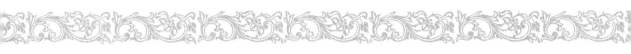

往事如碑

115

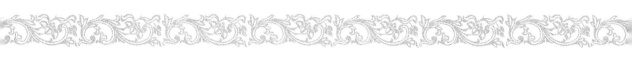

长河掠影

文明肇始

参天之木，必有其根；怀山之水，必有其源。人类四大古老文明，无不有其源头活水。中原是中华文明的重要发源地，是华夏民族活动的核心区域。河南所孕育的历史、文化如木之根本、水之渊薮，是中华民族和中华文明的发端和母体。

天下之中

河南省地处我国中部偏东、黄河中下游，接安徽、山东，北连河北、山西，西界陕西，南临湖北，全省面积 16.7 万平方千米。相传，大禹治水后，划中国为九州，河南属豫州，故简称"豫"，豫州位于九州之中，故又有"中州""中原"之称。

河南位于我国地势第二阶梯向第三阶梯的过渡带，西部山地绵延起伏，东部为平原。北、西、南三面有太行山、伏牛山、桐柏山、大别山四大山脉环绕，间有陷落盆地，中部和东部为辽阔的黄淮海冲积大平原。境内有黄河、淮河、卫河、汉水四大水系。因此，河南地理位置有"中"之特点。河南的气候属北亚热带与暖温带过渡区气候，东南的海洋暖湿气流与西北内陆寒冷气流在这里碰撞，具有四季分明、雨热同期、复杂多样的特点。

约 10 000 年前，在经历了一个由寒冷转向温凉、温干的时期后，中国大部分地区气候进入了一个最温暖、湿润的时期，新石器时代也大致在此时开始。8 000～

3 000 年前，中原地区遍布河流、湖泊，至少至《禹贡》《左传》时代，还存有大陆泽、荧泽、澶渊、修泽、黄池、荥泽、圃田泽、蒙泽、空泽、菏泽、浊泽、沛泽、大野泽等，湖沼分布之广、数量之多超出今人的想象。河南简称"豫"，从"予""象"，可以想象当年先民在中原地区沼泽丛林中捕获亚洲象的场景。

良好的自然地理条件和农业生产的进步发展，促进了中原文化的兴起和发展。河南"阃域中夏，道里辐辏"，在以仰韶文化为代表的中原文化兴起前后，其周边文化如红山文化、良渚文化等也曾达到较高的发展水平，但中原地区优越的自然条件和居天下之中、便于往来沟通的地理优势及中原文化发展水平较高的特点，决定了中原文化在中华文明发展过程中的核心地位。从三皇五帝到夏、商、周三代，中国的政治中心一直在中原地区。中原以"天下之中"的优势与气度，成为中华民族各区域文明的碰撞地，成为中华民族融合的熔炉。从而，中原有了迥异的气质与包容四方的气度。故著名历史学家、民族学家陈连开教授指出："中华文化是多元起源，而中华文明却在中原最早出现。"

曦光初照

中原地区是中国有人类出现和开发最早的地区之一，史有明载、地有确迹。三皇五帝的传说在中原大地口耳相传，为世人所认同。

早在五六十万年前，南召猿人已在伏牛山脉南侧的浅山区生息繁衍。约 2 万年前，在河南北部又出现了一种新文化，即安阳小南海洞穴文化。距今七八千年前，生活在裴李岗文化时期的先民们已经离开洞穴，进入平原，形成相对稳定的原始村落。五六千年前，河南出现一种以彩陶和磨光石器为标志的新石器时代文化——仰韶文化，这是在中国延续时间最长的一种原始文化。4 300～3 800 年前，黄河流域出现了一种更先进的文化，即龙山文化。龙山文化的社会经济仍以农业为主，令人印象深刻的黑陶替代了仰韶文化的彩陶。一般认为，河南龙山文化处于父系氏族公社晚期，已经出现了贫富分化，产生了酋邦王国，奴隶制社会初步形成，为夏王朝的建立打下了基础。

在仰韶文化向龙山文化传承的过程中，中原地区博采了南方良渚文化、北方红山文化、山东大汶口文化、湖北屈家岭文化等区域文明的成就，融合发展并日益成为中华文明的中心。

三皇五帝与中医药

"自从盘古开天地，三皇五帝到如今。"悠悠几千年中华文明，世代相传。"三皇五帝"为中华民族的共同祖先，天下华人皆认同自己为炎黄子孙。河南地区存在大量关于三皇五帝的传说、遗迹（如淮阳太昊陵，新密黄帝宫，新郑始祖山，商丘、偃师帝喾遗迹，以及濮阳颛顼遗都等），这些华夏先祖活动的遗迹或纪念地成为后人瞻仰的圣地。

"三皇五帝"的传说历代史书记载了几千年，祖祖辈辈流传了几千年。现在，国内外很多学者认为，"三皇五帝"应是中国原始社会部落或部落联盟首领形象的放大，由于年代久远，当时尚无文字记录，人们在一代一代的流传过程中，又加入了不少神话色彩。然而在"三皇五帝"传说的背后，折射出中国原始社会的影子，包含着上古历史的真相。"三皇五帝"不仅代表个体，也代表群体，更代表一个时代。

河南是中国早期文明交会的重要地区，五帝时代以大中原为中心的邦国文明，不仅多数源头在中原、核心地区在河南，而且与其他地区文明在河南激荡发展、互促互动，形成了以中原文明为核心、多元一体的中华文明。国外三大古代文明由于种种原因或中断或式微，而主要源于黄河流域的中华文明以其顽强的生命力成为世界四大文明中唯一延续至今的文明。

伏羲画八卦、制九针

"三皇"之一的伏羲又叫太昊，被尊为中华民族的人文始祖，位居"三皇"之首。河南淮阳古称宛丘、陈，被称为"伏羲之都"。早在春秋时期，人们就在宛丘筑陵，汉代在陵前建祠，以后历代帝王不断对伏羲陵庙进行扩建和修葺，形成了规模宏大、被称为"天下第一陵"的太昊陵。伏羲画八卦，结网罟，取火种，养六畜，兴嫁娶，造书契，正姓氏，作甲历，创乐器。以伏羲时代为标志，中华民族从蒙昧跨入了文明的门槛。在医药方面，最出名的即"伏羲制九针"，创立了针灸学。

针灸是中国传统医学中独特的治疗方法之一，已成为中医学走向世界的窗口。探寻针灸疗法的历史，最早可以追溯到上古的伏羲时代。传说伏羲是创制针刺技术的鼻祖，晋代皇甫谧在《帝王世纪》中曾说"伏羲制九针"，另外，宋代罗泌的《路史》也记载"伏羲制砭"。这里的"砭"一般认为是用以治病的石针。据《帝王世纪》记载："伏羲氏……乃尝百药而制九针，以拯夭枉焉。"这里的"九针"指的是九种大小、形状不同的金属针刺工具，据《黄帝内经》记载，九针包括镵针、员针、鍉针、锋针、铍针、员利针、毫针、长针、大针。九针的长短、大小、形制、作用不同，有的是用于针刺的工具，有的是用于外科切割脓肿，有的则是用来按摩。

伏羲对医学的贡献远不止于针刺技术，他还开创了八卦理论，奠定了我国最古老的哲学著作《易经》的基础。先秦典籍《周易·系辞下传》中较为系统地总结了伏羲的贡献："古者包羲氏之王天下也，仰则观象于天，俯则观法于地，观鸟兽之文，与地之宜，近取诸身，远取诸物，于是始作八卦，以通神明之德，以类万物之情。"这就是说，伏羲是一位很有才能的人物，他仰望天空，能观察日月星辰的天象变化；低头俯瞰大地，会思考山川、河流、湖泽的内在规律，探寻日月星辰与山川地理之间的关系；又可领悟飞禽走兽身体纹路与地理环境之间的相互揭示作用，探索人与自然和谐共处的智慧。伏羲抽象地总结了万物统一的规律，建立了以阴阳逻辑为基础的自然宇宙观和方法论，形成了八卦理论的核心思想，创立了易学。医与易相通，八卦中的阴阳学说成为中医理论基础中的重要部分。中医经典之作《黄帝内经》《伤寒杂病论》，均以阴阳学说作为阐述生理、病理、医理的理论骨架。

黄帝名堂论《黄帝内经》

"五帝"之首的黄帝，为少典次子，姓公孙，号轩辕氏，生于轩辕之丘（今河南新郑轩辕丘）。《史记》谓黄帝"生而神灵，弱而能言，幼而徇齐，长而敦敏，成而聪明（《黄帝内经》谓'成而登天'）"。相传黄帝时期有许多发明创造，如推算历法、播种五谷、发明指南车、造舟车弓矢、兴文字、作干支、制乐器、创医学等。黄帝让臣大挠制定天干地支用来计算年、月、日，后人称之为"黄帝历"，俗称"黄历"；让巫彭、桐君制处方防治疾病，而后传为《黄帝内经》；让仓颉造字，在今河南洛宁立有"仓颉授书处"碑。据史书记载，黄帝一生有11处重要的活动遗址，其中有6处在现在的新郑市境内。这6处重要遗址为黄帝出生地轩辕之丘、黄帝常居的姬水河、自然山黄帝饮马泉、西太山会诸侯处、黄帝故都、具茨山轩辕庙。新密黄帝宫是轩辕黄帝建公筑殿、练兵讲武、研创八阵图的地方，被誉为"天下第一宫"。

传说黄帝曾使岐伯典医，还在治国之余与岐伯、伯高、少师、少俞、雷公等臣相互问难，讨论医学，因而著成《黄帝内经》和《黄帝外经》等书。我国古文献也多有黄帝创造发明医药之记载。《帝王世纪》说："黄帝使岐伯尝味草木，典医疗疾，今经方、本草之书咸出焉。"《通鉴外纪》亦说："帝以人之生也，负阴而抱阳，食味而被色，寒暑荡之于外，喜怒攻之于内，夭昏凶札，君民代有，乃上穷下际，察五色，立五运，洞性命，纪阴阳，咨于岐伯而作《内经》，夏命俞跗、岐伯、雷公察明堂，究息脉；巫彭、桐君处方饵，而人得以尽年。"

现今新郑、新密一带有具茨山，山高入云，植被丰富，药材多样，山下气候独特，适宜种药，岐伯就选了一个土质肥沃、山泉甘美的山岭引种药材，这道岭后来就被称作岐伯山。于是，岐伯山就成为当时的医药基地和"医学研究院"。岐伯山上下遍布岐伯遗迹。岐伯洞相传为岐伯旧居。大臣沟因岐伯是黄帝大臣而得名。岐伯泉是岐伯浇灌药苗的水源。晒场因岐伯曾在此晾晒和挑拣中药而得名。花子岭因岐伯在此种植金银花而得名，现在岭上还有野生金银花。张老岭因相传药工张老在此为岐伯种药而得名。山形饱满，土质肥厚，现在还有几十种野生药材，年年滋生，挖不完，采不断。山顶上有岐伯墓。墓前有"台子地"，是给岐伯唱戏的戏台。台子地前有"条盘地"，是摆放供品的地方。山下有岐伯庙，历代庙宏客多，香火不断。

《汉书·艺文志》中的《方技略》记载有医经、经方、神仙和房中四种中医典籍。其中医经有《黄帝内经》18卷，《外经》37卷；《扁鹊内经》9卷，《外经》12卷；《白氏内经》38卷，《外经》36卷；《旁篇》25卷。除《黄帝内经》外，其他医经均已亡佚。因此，《黄帝内经》便成了现存最早的中医经典。

虽然多数学者认为《黄帝内经》为后人伪托黄帝之名所作，但足以反映黄帝作为中华民族人文始祖的重要地位。《黄帝内经》整理先人积累的丰富医疗经验，将其升华为理性认识，形成系统的医学理论，并且进一步驾驭医疗实践，建立了中医学临床规范，成为中国传统科学中探讨生命规律及其医学应用的系统学问。

中原的"中和"文化特质与中医学

《素问·异法方宜论》中，黄帝向他的老师岐伯问道："医之治病也，一病而治各不同，皆愈，何也？"岐伯以坐据"中宫"的口气，阐述了我国东、南、西、北、中五个地方的治疗方法和特点，表明中医自从诞生开始就有着兼容并蓄、中和的特质在内。如"……砭石者，亦从东方来""……毒药者，亦从西方来""……灸焫者，亦从北方来""……九针者，亦从南方来""……导引按跷者，亦从中央出也"。从此可见，"中""和"已经是经典中医的核心内容，非常典型地反映了中原文化的特质。

"和"最早由春秋时期中原郑国史伯提出，史伯盛赞"商契能和合五教，以保于百姓者也"。史伯还指出："夫和实生物，同则不继。以他平他谓之和，故能丰长而物生之，若以同裨同，尽乃弃矣。故先王以土与金、木、水、火杂以成百物。""和"的核心就是中原人最常说的"中"，"不偏不倚谓之中"，即没有最好的，也没有最差的，只有最合适的。在中医的阴阳学说中，把人体正常的生理活动概括为"阴平阳秘"或"阴阳匀平"，是指人体中阴阳对立统一，矛盾双方基本上处于相对平衡状态，阴阳消长双方没有超出一定的限度。因此，人体才能保持正常的生命活动。如果阴阳的变化超出了一定的生理限度，破坏了阴阳的相对平衡，形成阴或阳的偏盛偏衰，人体生理动态平衡就会失调，转化为病理状态。"和"是"和谐"，主张"天人合一"。

儒家经典《周礼》中的季节与疾病关系、四时五味、医事行政、脏腑与五味、五气五声五色与生死等方面对《黄帝内经》有较大影响，如《周礼·食医》载："凡和，春多酸，夏多苦，秋多辛，冬多咸，调以滑甘。"《素问·金匮真言论》予以发挥说："东方味酸，生于春；南方味苦，生于夏；中央味甘，生于长夏；西方味辛，生于秋；北方味咸，生于冬。"前者论四季与五味，后者则论五方与五味，从而得知《周礼》对《黄帝内经》及对中医理论的发展起着积极的促进作用。儒家的核心精神是致中和，所谓中和就是不亢不卑、不偏不倚、不多不减、长期平衡。认为"致中和，天地位焉"，宇宙万物便达到一种最佳状态，就是中和平衡状态。这种学说精神，影响中医学的日后发展至深且远。

《黄帝内经》以人体与自然、天地、四时、社会的比类，创建了一套"天人合一"的医学体系，运用于人体生理、病理、诊断与治疗、养生保健之中。比如《素问·四气调神大论》提出根据春夏秋冬阴阳变化而养生起居的一整套方法。以春季为例："春三月，此谓发陈，天地俱生，万物以荣，夜卧早起，广步于庭，被发缓形，以使志生，生而勿杀，予而勿夺，赏而勿罚，此春气之应，养生之道也。逆之则伤肝，夏为寒变，奉长者少。"意为春季的三个月谓之发陈，是推陈出新、生命萌发的时令。天地自然都富有生气，万物显得欣欣向荣。此时，人们应该入夜即睡眠，早些起身，披散开头发，解开衣带，使形体舒缓，放宽步子，在庭院中漫步，使精神愉悦、胸怀开畅，保持万物的生机。不要滥兴杀伐，多施与，少敛夺，多奖励，少惩罚，这是适应春季的时令、保养生发之气的方法。如果违逆了春生之气，便会损伤肝脏，使提供给夏长之气的条件不足，到夏季就会发生寒性病变。

中原天下之中的位置与心理认可，使得各种文化、习俗、思想、科技均在此汇集。中国地处东亚大陆，东南濒临大海，西北横亘沙漠，西南耸立高山，这种地理环境使中国人把华夏民族生活的黄河流域看作世界的中心，把周围看作四方，形成具有极强内聚力的内向文化的心理结构和传统价值观念。华夏先民具有海纳百川的气魄，以博大开放的胸襟，吸纳其他区域的优秀文化，从而使整个民族朝气蓬勃，充满生机。

夏商周时期

如果说三皇五帝尚属传说，那么真正对中华文明起到奠基作用的就是三代时期了，三代的核心区域仍在中原。《史记》载："昔三代之君，皆在河洛之间，故嵩高为中岳，而四岳各如其方。"所谓三代，指的是我国历史上三个王朝——夏、商、周。夏历时 400 多年，商历时 500 多年，周历时近 800 年，再加上之前的三皇五帝，如此长的时间跨度，都是以嵩洛地区为中心地带。正是在三代时期，经过夏、商、周三代各个部族不断融合，形成了华夏族，成为中华民族的主体。

夏朝从"禹"算起，到最后一个国君桀止，相当于公元前 21 世纪—公元前 16 世纪。夏朝活动的中心区域，主要在河南西部以嵩山为中心的伊、洛河流域和颍、汝河中上游地区；其活动范围和势力所及，东北可达黄河以北，南到长江流域。据《竹书纪年》记载，夏朝建在河南境内的都邑有阳城、夏邑、斟鄩（今偃师县二里头）、帝丘、原（今济源市庙街）、老丘（今开封县东北）、西河（今安阳市东南）等。

商族兴起于河南，壮大于河南，建立商朝之后的主要活动区域仍在河南。古书记载："自盘庚徙殷，至纣之灭，二百七十三年，更不徙都。"在商朝统治的五六百年间，不管都城如何迁徙，河南一直是商朝统治的中心地区。盘庚迁殷后，政治、经济得到很大发展，特别是武丁统治的半个多世纪，是商朝统治的鼎盛时期。商代青铜冶铸业发展到了相当高的水平，出土于武官村殷王墓的"司母戊"

大方鼎，高 133 厘米、长 110 厘米、宽 78 厘米、重 875 千克，是中国青铜器中的最大者，也是世界青铜冶铸史上独一无二的杰作。商朝文化艺术最突出的成就是甲骨文的出现，甲骨文是中国和世界最早、最完备的文字体系。

公元前 1027 年（据《竹书纪年》推算），周武王趁商王朝的统治濒临崩溃之机，联合其他方国部落，渡过黄河，大举攻商。经牧野（今淇县西南）决战，纣王兵败自焚，商朝灭亡。为了消弭殷商残余势力叛周的隐患，周朝首先命令诸侯在伊洛地区合力营建新邑，即周朝的东都洛邑（成周）。"中国"之名源于洛阳。《诗经》云："惠此中国，以绥四方。"在周代，无论是东周还是西周，洛阳都毫无疑问是整个国家的政治、经济和文化中心。公元前 770 年，犬戎侵掠镐京，宗周成为废墟，周平王东迁洛阳，一直到公元前 221 年秦灭六国，史称东周。因此，在周代，"中国"一词必然专指洛阳，除了洛阳，没有一个地方敢自称"中国"。在全国政治、军事、经济、文化中居于非常重要的地位，这为河南地区经济社会的发展提供了有利条件。

圣贤聚集

自华夏文明肇始于中原之后，在河南孕育和产生的众多思想学说，交相辉映，积淀升华，铸就了中国传统文化的灵魂，深刻影响着中华民族精神的形成，产生了思想源头。中原思想文化对于中华民族精神的化成作用是任何其他地域文化所不能比拟的，它在相当长的一个历史时期里引领着中华文明的前进方向。

河洛地区是中国古代文明的重要源头，河洛文化最重要的标志是"河图""洛书"。伏羲受之而作八卦，大禹受之而创五行。八卦、五行是中华传统文化的重要源头。周文王被囚禁于今天汤阴的羑里城，在河图洛书和八卦的基础上，创作了《周易》，构成了古代中华民族的精神支柱、文化载体和思想灵魂，从此开启了道家、儒家、墨家等中国主流思想各种流派，被誉为"群经之首"。

春秋时期，河南涌现出一大批杰出的政治家、思想家，他们的思想和言行对中国历史的发展产生了巨大而深远的影响。大家耳熟能详的有协助秦穆公完成霸业的宛（今南阳）人百里奚，著名的政治家郑国贵族子产，政治家、"商圣"宛人范蠡等。

老子，即李耳，字聃，一字或曰谥伯阳，楚国苦县厉乡曲仁里（今河南省鹿邑县太清宫镇）人，是我国古代伟大的哲学家和思想家、道家学派创始人。老子长期在洛阳担任史官，在灵宝函谷关完成了著名的《道德经》，被视为中华的哲学宝典、宗教圣典、文化名典，对西方哲学思想也产生了一定的滋养作用。比老子晚200年的道家学派的代表人物、集道家思想之大成者庄子是宋国蒙邑（河南民权）人，他把道家的人生学说与精神境界推到了顶峰，与老子并称为"老庄"。道家思想与儒家思想既互相分立又互相补充，共同成为中国文化及哲学的根源和重要思想流派，孕育了中华民族的共同意识形态和精神特质。

儒家创始人孔子，祖籍在河南商丘的宋国，曾周游列国14年，讲学游说的主要活动地域在中原的周、卫、陈、宋、郑、蔡、楚等诸侯国，河南对其思想的形成有着至关重要的作用。孔门弟子三千，七十二得意门生中最著名的子贡、子张、子夏都是河南人，他们在儒家思想的形成、丰富和发展方面都发挥了重要作用。

在政治思想领域，卫国（今濮阳市）人商鞅在秦国先后两次变法，奠定了富国强民的基础。他以"治世不一道，便国不法古"作为变法的理论基础，成为法家杰出代表人物。另一位杰出的法家代表人物韩非，是韩国贵族，他主张用"法、术、势"驾驭臣下，有《韩非子》55篇传世，不仅思想深刻，而且散文独到，是先秦文学史上的奇葩。

河南淇县人鬼谷子创立了我国"第一所军校"，其旷世奇书《鬼谷子》被称为"治人兵法"，培养出了苏秦、张仪、孙膑、庞涓等一批我国历史上著名的政治家和军事家。他们的思想和观念对中国两千多年封建社会产生了深刻影响。张仪是魏国贵族的后代，公元前328年任秦相，他以"连横"之策说服六国，听命于秦，使秦国更加强大。苏秦是洛阳人，遍游六国，说使"合纵"御秦，使秦不能大肆扩张。

中原文化对中医学的影响

《山海经》中的医药知识

《山海经》被称为"四大奇书"之一，传说是大禹治水时所作。大禹在河南活动的传说主要集中于三门峡、禹县、登封等地。登封是夏禹之子启的封地，启建立了我国历史上第一个王朝——夏朝。现今洛阳偃师二里头遗址被确认为夏都遗址。

《山海经》多通过巫师口耳相传累积，在大一统的后世将其整理成书。在叙述山川地域及其物产时，也记载了各地出产的药物，共100多种，其治疗范围多达数十种疾病。在使用方面，有食、服、浴、佩带、涂抹等多种方法。据今人统计，《山海经》全书明确指出与人类健康或疫病有关，或为毒药者，共计121种。除去6种是同名异产，实际所载药物名称为115种。其中属草者27种、属木者19种、属兽者15种、属鸟者21种、属鱼者24种、属石者2种。明确指出用法，饮食服用者91种，外用者10种，养用者1种，用于治病者46种，防免于病者45种，强壮或善于某项功能者2种，美人色者2种，一药兼具二用者21种。防治的疾病约者47种：大体可归为内科病者27种，如蛊、惑、心痛等；可归为外科病者15种，如疥、痔、瘿等；可归为五官科病者5种，如聋、𤹌目、嗌痛等。

《诗经》中的中草药

成书于春秋时期的《诗经》是中国最早的一部诗歌总集，其中收录了许多河南民歌，具有重要的史料价值，对后世文学的发展产生了深远的影响。《诗经》国风中的《邶》《卫》是卫国的诗，大体流行在今河南省的黄河以北地区；《王风》是东周王畿内的作品，流行在今洛阳一带；《郑风》是郑国的诗，流行在今河南中部；《陈风》是陈国的诗，流行在今河南东部；《桧风》是桧（郐）国的诗，流行在今河南中部密县一带；《周南》《召南》中也有一部分流行在河南南部地区。《商颂》是宋国人赞美其祖先的诗篇。

《诗经》中记载的可以作为药物的草本植物有60余种，如"春日迟迟，采蘩祁祁"中的"蘩"即中药白蒿，"四月秀葽"中的"葽"即中药远志，"中谷有蓷"中的"蓷"即中药益母草。书中还对一些药用植物的生长环境、采集、产地、食用季节等有详尽描述。如"山有扶苏，隰有荷华"说明了扶苏、荷花的生长环境，"七月食瓜，八月断壶，九月叔苴"说明了采集季节，"中谷有蓷"说明了药物的产地，"茉苢，后妃之美也，和平则妇人乐有子矣"则说明了药物的效果。

《诗经》不仅是我国古代著名的文学著作，而且也是我国医学史研究和考证的重要珍贵文献，是研究我国古代药物的重要参考书，其内容常被《中药鉴定学》等药学方面的书籍所引用。

道家与中医药

源于河南的道家思想以老庄为代表，对中医学产生巨大的影响。中医学的特点是以医映哲，以哲贯医，达到医哲结合。老子的自然观、阴阳观、形神观、养生观、社会观都对《黄帝内经》产生了巨大的影响。道气论为《黄帝内经》的气一元论奠定了基础，无为论促进了《黄帝内经》治法与养生理论的形成，辩证观对《黄帝内经》病机、诊法、治则等理论均有很大的影响。庄子对中医药学理论及养生学有着很大影响。《庄子·养生主》总结出"吹呼吸，吐故纳新，熊经鸟伸"的养生理论与方法。韩非在《韩非子·扬权》中云："夫香美脆味，厚酒肥肉，甘口而疾形。"说明到战国时期，人们拓宽和加深了对病因的认识，已从天气现象、个人生活环境、饮食劳作、生活习惯、精神情志、社会环境等多角度探索病因，由此形成了更为科学的病因学说。

纵观这一时期的医学知识和理论，我们发现它们还是非常不系统的，早期的医学知识还非常原始，明显带有迷信和巫术的色彩。但是到了后期，哲学开始向医学渗透，这时的医学也取得了一定成就。中原作为华夏文明的发源地，诸子百家在这里兴起，其思想文化哲学的发展必然渗透到医学之中，促进了医学理论的形成。

秦汉时期

战国后期，在各国相互攻兼中，位于中国西部的秦势力日益壮大，尤其是占据中原经济文化发达地区后，便具备了统一中国的实力。经过大规模的军事攻伐，到公元前 221 年，秦始皇统一中国。从此，中国正式进入漫长的封建社会。大一统促进了河南地区的经济发展。河南在秦代具有重要地位，是当时重要的经济文化中心，如南阳的冶铁技术在全国文明。《盐铁论》中所载秦代 10 个富冠海内的天下名都，河南占其六，如"魏之温、轵，韩之荥阳，楚之宛，郑之阳翟，三川之二周"。

西汉是中国历史上一个强大的封建王朝，到汉武帝时中国成为亚洲最富强的多民族国家。河南地区，除西南部山区外，其他如伊洛河平原、西北部和东南部平原地区，农业发达，城镇稠密，经济、文化都比较先进，河南在全国的地位仅次于京畿所在地关中。

公元 25 年，刘秀即帝位（光武帝），沿用汉号，定都洛阳，史称东汉。东汉初期统治支柱主要是南阳豪强集团，刘秀所封云台 28 将、365 功臣及 45 外戚，很多出自这个集团。河南作为东汉的政治、军事、经济、文化中心，受到中央政府的特别重视，社会经济得以迅速恢复和发展。

西汉元始二年（公元 2 年），河南人口达 1 500 多万，人口数量及人口密度均居全国首位。全国 200 万人口以上的 3 个郡中，河南占了 2 个（颍川郡、汝南郡）；

人口在百万以上的 12 郡中，河南有 4 个（陈留、河内、河南、南阳）。河南的洛、宛、温、轵（治今济源市南）、陈（今淮阳）、睢等地逐步成为区域贸易中心。洛阳是东方的经济文化中心，商业极盛，人口达到 10 万以上，是仅次于长安的全国第二大都会。宛是全国五大都会之一，温、轵、东阳、阳翟等都被称为"富冠海内"的"天下名都"。

西汉时期，出于河南的杰出人物很多，有杰出历算家、名相张苍，著名政论家、文学家贾谊，著名思想家、政论家晁错，杰出思想家、政治家桑弘羊等，创作的《过秦论》《论贵粟疏》《盐铁论》等著作对西汉的内政外交产生了重大影响，对富国强民发挥了积极作用。

汉代是中国科技文化发展史上的一个鼎盛时期，河南的文化处于全国领先地位。尤其是东汉，河南是全国的政治、经济、科技文化中心，一些发明和创造在当时世界上也处于领先水平。在这里，有全国最高的学府洛阳太学，鼎盛时太学生多达 3 万余人；在这里，蔡伦发明的造纸术比欧洲整整早了 1 400 年；在这里，有中国佛教的"释源"和"祖庭"白马寺；在这里，道教作为产生于中国本土的宗教，第一次得到最高统治者的认可。

与洛阳这颗东方明珠相辉映的是中州大地涌现出来的众多文化科技巨星。如"科圣"张衡、"医圣"张仲景，文学家、书法家蔡邕，经学家服虔及郑兴、郑众父子，文字学家、《说文解字》的作者许慎等。

汉代经学与中医学

在汉代社会思潮中，最早占统治地位的是"新道家"，即黄老学派。新道家的主要代表人物有颍川城父（今河南襄城西南）人张良、河南原阳人陈平等。新道家主张顺势而为，重视养生，对《黄帝内经》的养生思想影响极大。这一学派一改老庄学说的消极无为，上承稷下学派的黄老学术，吸取兵家、法家等思想，并"采儒墨之善，撮名法之要"，积极参与到社会的变革中，为汉政权的建立和汉初社会的稳定做出了贡献。

汉代的儒家，已非春秋战国时期的原始儒家，而是综合了名、法、阴阳等家的思想而成。董仲舒是其代表。汉代儒家宣扬君权神授的思想，具有浓厚的神学色彩。它把整个天地看为一体，运用阴阳五行观念，提出了天人相参、天人感应的思想，对《黄帝内经》整个理论体系的构建影响深远。到了东汉时期，谶纬迷信和象数之学兴盛，统治阶层将之视为国家的官方哲学，而阴阳五行学说已经成为时代的正统和公理。

东汉建初四年（公元79年），朝廷在京师洛阳组织了一次全国性的经学讨论会，由皇帝亲自主持，这个会议的记录以后由班固整理编辑成《白虎通德论》，简称《白虎通》，这是当时官方对经学的标准答案，对后世影响很大。《白虎通》完全用阴阳五行来论证、解释所有自然和社会现象，宣扬宗教神学，对于《黄帝内经》体系的整体构架影响深刻。

《黄帝内经》深受当时哲学家关于五行之间的相胜相生关系的影响，即木生火，火生土，土生金，金生水，水生木；水胜火，火胜金，金胜木，木胜土，土胜水。相生，即资助、滋养、促进之意；相胜，即相克，克制、压抑、约束之意。根据《黄帝内经》五行学说的要求，单独认识五行中的某一行，或仅认识某两行之间的关系是不行的，必须全面地研究事物所包含的这五个方面及其相互关系，才能把握事物的本质和运动规律。因此，如果用五行的观点看待和分析事物，也就不自觉地体现了从事物内部的结构关系及其整体上把握事物的思想。

《黄帝内经》认为，凡是具有五行结构特点的不同事物之间，也会发生一定的联系。属于同一行而不同类的事物，会相应相通。如："五味入胃，各归其所喜攻，酸先入肝，苦先入心，甘先入脾，辛先入肺，咸先入肾。"其原因在于酸、苦、甘、辛、咸分别与肝、心、脾、肺、肾属同一行。

受经学影响，中医对典籍非常推崇。《黄帝内经》类似于经学中的五经，地位很高。有先贤曾经说过："不读医经，纵成扁鹊，终为技术之流。"历代医家提出各自理论，自成流派，核心都离不开《黄帝内经》等典籍。

儒家宣扬的价值理念在中医学中也能找到明显的印记。董仲舒是儒家最早言说五行者，强调"天人合一"，顺应自然的规律。中医学也非常强调"天人合一"思想。《黄帝内经》反复强调"与天地相应，与四时相副，人参天地"（《灵枢·

刺节真邪》），"与天地如一"（《素问·脉要精微论》）。认为作为独立于人的精神意识之外的客观存在的"天"与作为只有精神意识主体的"人"有着统一的本原和规律。

魏晋南北朝时朝

220年，曹操之子曹丕称帝，建都洛阳，国号魏。221年，刘备在成都称帝，国号汉。222年，孙权在建业（今南京）称吴王，形成三国鼎立局面。曹魏得中原地利，推行一系列政治、经济措施，社会转向安定，经济得到一定程度的恢复，洛阳成为当时北方的政治、经济中心。263年魏灭蜀汉。265年司马炎建立晋朝，仍都洛阳。西晋时期，河南处于全国政治、军事、经济、文化中心地区。

公元316年匈奴贵族刘曜夺取长安，晋愍帝投降，西晋灭亡。包括中原地区在内的北方大片土地陷入十六国战乱和南北朝对峙的局势之中，中原地区的社会经济遭到极大破坏。

魏晋南北朝时期思想活跃、交融广泛，是文化发展较快的时期。文学方面以建安文学为代表，中国文学进入一个新的发展时期。建安七子曾同居邺（今安阳北）中，亦称"邺中七子"，蔡琰的《悲愤诗》是建安文学中的一朵奇葩；南朝著名山水诗人谢灵运、谢朓都是阳夏（今太康）人。著名史学家有温县人司马彪作《九州春秋》《续汉书》；顺阳（今河南淅川南）人范晔著《后汉书》。在思想方面，南阳人何晏与王弼首倡清谈玄学，成为一时崇尚。阮籍、向秀继而发扬光大，使玄学成为显学。南朝时顺阳南乡舞阴（今河南泌阳西北）人范缜的《神灭论》更给神学理论以沉重打击，闪烁着唯物主义的光芒。

在此期间，河南地区著名的医学家有早期的医方大家晋代的范汪（河南许昌人），较早的中医基础理论《褚氏遗书》的作者南朝的褚澄（河南禹县人）等。

曹操与华佗的故事

曹操，字孟德，沛国谯县（今安徽亳州）人。东汉末年杰出的政治家、军事家、文学家，曹魏政权的奠基人。曹操自诩："使天下无有孤，不知当几人称帝，几人称王。"公元196年，曹操把东汉最后一个皇帝迎到了许县（今河南省许昌市），并控制了东汉朝廷。许昌地处中原腹地，交通便利，土地肥沃，并且当时属于曹操的势力范围之内，从此，许昌便成了汉末政治、经济、文化中心。

华佗，名旉，字元化，沛国谯（今安徽亳州）人。华佗一生行医各地，声誉颇著，在医学上有多方面的成就。他精通内、外、妇、儿、针灸各科，尤擅长外科手术。华佗由于医术高明，名震远近。

曹操常患头风病，多方医治，都不见效。后来，华歆向曹操举荐了华佗，曹操立马差人星夜将华佗请来许都为他看病。华佗只给曹操行针，扎了一针，头痛立止。曹操对这位老乡十分感激，希望华佗留在许都长期为其治病。然华佗禀性清高，自视为"士人"，不愿为侍医，托词回家乡找药方，一去不返。曹操令人几次写信要他回来，又派地方官吏去催。华佗又推说妻子病重。曹操又专门派人到华佗家乡："如果华佗的妻子果然有病，就送给小豆四十斛，宽假限日，要是虚诈，就逮捕治罪。"

不久，华佗被抓到许昌，曹操仍请其治病。华佗认为："丞相的病已经很严重，不是针灸可以奏效的了。我想还是给你服麻沸散，然后剖开头颅，取出风涎，这才能除去病根。"曹操生性多疑，听后勃然大怒，以为华佗要谋害他，就把华佗关到牢里去准备杀掉。有人为华佗求情："佗方术实工，人命所悬，宜加全宥。"曹操认为："不忧，天下当无此鼠辈邪？"决定将华佗杀害。临死，华佗把在狱中整理好的医著交给牢头说："此可以活人。"没想到，这个牢头害怕，不敢接受。华佗悲愤之下，忍痛将此书"索火烧之"。就这样，一代医学家就在许昌离开了这个世界，留给中国医学的是无尽的遗憾。

华佗死后，被葬在许昌，现有华佗墓留存。华佗墓位于许昌城北15千米苏桥镇石寨村南石梁河西岸，墓高 4 米，占地 360 平方米。墓呈椭圆形，前有清乾隆十七年（1752 年）立石碑一通，楷书"汉神医华公墓"。墓地六角形，青砖花墙环绕，翠柏青松掩映。1985 年中华全国中医学会河南分会在许昌召开"华佗学术研讨会"，镌立有"东汉杰出医学家华佗之墓"石碑一通。

魏晋的"服石"风尚与玄学

魏晋南北朝时期，社会上形成了一股服食五石散之风。五石散，据说服后有"心加开朗，体力转强"（隋巢元方《诸病源候总论》卷六皇甫谧语）的效果。五石散以紫石英、白石英、赤石脂、钟乳、硫黄五种药石为主，传为何晏据东汉张仲景方增减所创，云可治男子劳伤虚羸。因须冷服，又名寒食散。

首先提出服散的是正始大名士何晏。何晏（？—249），字平叔，南阳人。他"美姿容，面至白"，他说："服五石散非唯治病，亦觉神明开朗。"服药后面色红润，精神爽朗，这正是美姿容的表现，也可视为可能长寿的象征。何晏为了突出自己的皮肤白皙，竟在夏天猛食热汤饼，大汗淋漓，然后用红衣服去擦汗，使其面色愈显皎洁。这在盛行清淡、美貌是品评人物才性高低的必要条件之一的当时，是十分重要的。自从何晏开始，"京师翕然，传以相授"，无数人为之癫狂，风行多年不衰。

但五石散终究是毒物，长期服用会有很大的副作用。晋代皇甫谧提到服五石散"违错节度，辛苦荼毒，於今七年，隆冬裸坦食冰，当暑烦闷，加以逆咳，或若温疟，或类伤寒，浮气流肿，四肢酸重"。并且指出"近世尚书何晏，耽好声色，始服此药，心加开朗，体力转强。京师翕然，传以相授。历岁之困，皆不终朝而愈"。西晋的裴秀，便因服五石散后饮用冷酒而致命。唐代名医孙思邈在《备急千金要方》中对五石散大为批判，他指五石散是"大大猛毒"，并提出"宁食野葛（一种剧毒草药），不服五石"。

"服石"的背后，是魏晋玄学思潮的盛行。玄学吸收道家精神形态，以老庄思想为源泉，探究宇宙人生的哲理。以河南人何晏、郭象及"竹林七贤"为其代表。何晏在《道论》中说："有之为有，恃无以生；事而为事，由无以成。""无"是他对《老子》和《论语》中"道"的理解。他认为天地万物都是"有所有",而"道"则是"无所有",是"不可体"的,所以无语、无名、无形、无声是"道之全"。洛阳人郭象好老庄,善清谈,反对有生于无的观点,认为天地间一切事物都是独自生成变化的,万物没有一个统一的根据,在名教与自然的关系上,他调和二者,认为名教合于人的本性,人的本性也应符合名教。

魏晋时代,由于玄学家推崇"得意""越名任心"与"任内心","得意"已成为当时人们的共同思维方式。如魏晋以后著述多言"医者意也"。晋代程本《子华子》言:"医者理也,理者意也。"南朝刘宋陈延之《小品方》也说:"亦云医者意也。便宫中相传用药,不审本草药性,仍决意所欲以加增之,不言医者意也为多意之人,意通物理,以意医物,使恶成善,勿必是治病者也。"在陶弘景的著作里,则几次论言"医者意也",对此唐代医学家王焘在《外台秘要》中评述道:"陶隐居云:医者意也。古之所谓良医,盖以意量而得其节,是知疗病者,皆意出当时,不可以旧方医疗。"玄学家们把《庄子》的"意"视为超越法度,这种意识在医者是发挥主观能动性和悟性而升华为创造思维的意蕴。"医者意也"由是而成为医家的名言隽语。

玄学的开放意识对魏晋南北朝时期外科手术技术有很大的促进作用,医学家们突破不毁伤形体的"全形"孝道观,医家也不重视脏象而重视形体,倡以外科手段治疗相应疾病。同时随着佛教东来,印度医学也传入中国。从魏晋至南北朝,印度医家耆域、龙树的事迹与医术典籍均传入中国,对外科和眼科的进步卓有贡献。

玄学的影响,导致医者也崇尚博大,标举方书。佛教讲四百四病有四百四方,受此影响,医家也以为,每一病必有一对应之方,其方剂的机制又至为玄秘,故医家重视博考众方,精求妙药,因此魏晋南北朝在医学史上是盛产方书的时代。其方书不局限于世医之方书,还有佛家与道家的方书,其方书最为丰富多彩,是这个时代的医学特点之一。

隋唐北宋时期

581年，隋文帝杨坚统一中国，结束了长期战乱的局面。隋朝的统一给中原局部地区带来了繁荣。唐朝是中国封建政治、经济、文化高度发展繁荣的时期。唐初贞观之治、开元之治，对中原地区的社会经济恢复和发展起到了积极作用。开元年间，河南人口达到790多万人，居全国第2位。

五代十国时期，特殊的战略位置决定了河南再次成为各方争夺的焦点。五代均建都河南，后梁都汴（今开封），后唐都洛阳，后晋、后汉、后周皆都汴。960年，生在河南、长在河南、成名在河南的后周大将赵匡胤，在开封东北的陈桥驿发动兵变，夺取了后周政权，建立宋朝，定都开封，史称北宋。

北宋时期河南处于全国政治中心地位，河南虽作为政治、文化中心，而其农业、手工业和商业的发展也十分迅速。宋朝的"四京"中，东京（开封）、西京（洛阳）、南京（商丘）在河南境内。开封是全国最大、最繁荣的城市，也是当时世界上最大的城市，鼎盛时人口超过170万。市内店铺林立、车水马龙、夜市繁盛，既是全国政治、军事中枢，又是闻名世界的经贸大都会。《东京梦华录》对于北宋末年的开封有着十分详尽的介绍，比如关于夜市，其中说到七十二户"正店"（犹今之星级酒楼）是"飞桥栏槛，明暗相通，珠帘绣额，灯烛晃耀，……不以风雨寒暑，白昼通夜，骈阗如此"。至于"脚店"（星级以下饭店）及其他小吃，也是"夜市直至三更尽，才五更又复开张"。

隋唐时期，中原地区文化、科技发达，出现了一代名僧玄奘，政治家姚崇，天文学家、高僧一行，画家吴道子（禹县人），诗人杜甫（巩义人），文学家韩愈（河阳人）、元稹（洛阳人）、沈佺期（内黄人）、祖咏（洛阳人）、崔颢（开封人）、元缜（洛阳人）、王建（许昌人）、刘禹锡（洛阳人）、李商隐（沁阳人）、李贺（宜阳人）等。

北宋都城开封是当时的经济、文化、政治中心。朝廷诏令在这里颁布，文教在这里兴盛，思想观点在这里碰撞。在这里，编写了大型工具书"宋初四大书"《太平御览》《太平广记》《文苑英华》和《册府元龟》。范仲淹、欧阳修、周敦颐、张载、司马光、王安石等大学者在这里探究"天人之际"。晏殊、欧阳修、柳永、秦观、周邦彦、李清照、苏轼等诗人、文豪在这里留下了不朽词作。史学大师陈寅恪先生曾说："华夏民族之文化，历数千年之演变，造极于赵宋之室。"邓广铭先生也认为："宋代文化的发展，在中国封建社会历史时期之内达到顶峰，不但超越了前代，也为其后的元明之所不能及。"宋代文化、经济、科学技术呈现一片繁荣景象，为宋代中原中医药的发展繁荣创造了极好的氛围。

宋代经济文化对中医的影响

中原地区长期以来形成的经济文化优势，社会物质财富和精神财富的开发及发展状况，决定了医学前进的步伐。汉代以前，中国的政治和文化中心大体在黄河中游流域的陕西、河南一带，中国几个最著名的文化古城长安、洛阳、开封等均分布在这一轴线上，至北宋时，我国政治、经济文化中心仍在黄河中、下游流域，开封和洛阳是当时两个文化高度发达区，汇集了全国一流的学士文人。

特殊的政治环境下，儒医结合促进了医学的发展。宋代政治的重要变化就是发展了文官统治，注重文士的培养和选拔。如京师设国子学、太学，培养一般官员的后备人才，另设律学、算学、医学等，培养相关专业人才。这些文士具有古籍整理所必备的传统文化知识，其中一部分文士进入医学队伍，参加医籍的整理研究工作，极大地提高了医药队伍的文化水平。而著名政治家范仲淹提出的"不为良相，当为良医"的观点，将医与相并列，改变了人们的传统观念，医生的地位得到提高，形成宋代"重方药"之风。宋代士人知医已成为一种时尚，涌现出大量的儒医，推动了医学理论的发展和临证经验的积累。加之政府极为重视医学，编纂、校注出版了大量医学著作，为医学的发展奠定了良好与坚实的基础。

北宋在哲学史和医学史上都是一个重要的时期，"儒之门户分于宋，医之门户分于金元"。宋代的理学、道学重视思辨，成为中医学在金元时期流派纷呈的启端。理学又叫道学，源于河南河洛地区，其早期主要代表人物程颢、程颐被称为"二程"。程颢（1032—1085），程颐（1033—1107），河南洛阳人，中国北宋思想家，理学创立者。他们的学说也称为"洛学"，二者理学思想对后世有较大影响，南宋朱熹正是继承和发展了他们的学说。他们的理学思想主要见于《遗书》《文集》和《经说》等。他们为金元医家医学思想的形成提供了很多新概念和有价值的理论要素。刘完素的"六气皆从火化"、张元素的"天地六位脏象图"、朱丹溪的"阳有余阴不足论"和"相火论"等学说，皆是依据理学思想而孕育发展的，而河间学派与易水学派的形成更是直接模仿宋明理学的学派形成模式。

隋唐两宋时期的中原中医药

隋唐时期，河南涌现出一批医药学家，唐代的针灸和中药名家甄权是河南扶沟县人。唐初名医张文仲（高宗时御医）是洛阳人，是治疗风病的专家，著《疗风气诸方》。中国现存最早的食疗专著《食疗本草》的作者唐代的孟诜是河南省汝南县人。唐代著名医学家、"药王"孙思邈曾在河南行医采药，著书立说。

宋代中原地区的医学家辈出，《太平圣惠方》的作者王怀隐是河南商丘人。宋代著名的儿科专家、编写《小儿药证直诀》、使钱乙学说得以传世的阎孝忠是河南许昌人。北宋末期的著名医家、《鸡峰备急方》（又称《鸡峰普济方》）的作者张锐是河南郑州人。南宋的伤寒大家、《伤寒补亡论》的作者郭雍是河南洛阳人。在经济繁荣、文化昌盛的有利条件下，无论是官办医学还是民间医学，北方都呈现出一片生机勃勃的景象，大量著作问世，名医辈出，显示出中原地区先进的中医药文化。

宋代中原医学的繁荣

近代学者谢观曾说过："中国历代政府重视医学者，无过于宋。"统治阶级对科学技术的态度、政策等，虽然不是科学技术发展的决定力量，却常常对科学技术发展起到延缓和促进作用。因此，在影响医学事业发展的诸因素中，政策因素是最直接的，因为政策因素直接关系到医学事业的人、财、物的保障。

北宋政府对医学发展相当重视。医学作为中国古代的"仁政"之学，经宋代而发展到了一个高峰。早在宋初，宋太宗就下旨"大搜京城医工，凡通晓神农本草、黄帝内经及善针灸药饵者，校其能否，以补翰林医学及医官院侯"，京城汴京集中了全国一流的医学人才。各种国家医疗机构如校正医书局、太医局、惠民和剂局等亦设在此。在北宋政府发展医药的政策之下，官方的医事活动呈现出一派丰富多彩的景象。据《宋史》《宋会要辑稿》《宋刑统》等记载，仅北宋时期颁布的医药卫生诏令就有 200 多条。在这些医事诏令中以派遣医师防治疾病者最多。此外，还颁有关于征集、校正、编撰医学书籍，改革与普及医学教育，提高医学与医师社会地位，改革旧习俗和禁止巫觋，开办卖药所，实行进口药专卖，修订或颁布本草专书，重用道士医生和草泽医生等医政法令。

兴办医学教育

宋代政府建立全国医学中心机构，注重选拔人才，兴办医学教育。国家医学中心机构有翰林医官院、尚药局、御药院、太医局等。熙宁九年（1076 年），太医局设九科授徒，在校生 3 000 名左右。后并为方脉科、针科、疡科三科，除修习各科外，均要学习《黄帝内经素问》《难经》《神农本草经》等经典。

刊印医学书籍

宋政府对医学发展的推动还体现在校正医书局的成立与医书的大量刊行。宋以前医籍多赖辗转手抄，流传，以致讹误、衍脱很多。宋政府在开国不久即诏令征集收购医书，进行整理、修订。嘉祐二年（1057 年）宋仁宗诏令成立校正医书局，搜求佚书，征集众本，进行严肃认真的校正，"正其讹谬，补其遗佚，文之重复者削之，事之不伦者缉之"（高保衡等《新校备急千金要方序》），几乎一言去取必有稽考。北宋初中央官刻医书有:《开宝新详定本草》《开宝复位本草》《太平圣惠方》《黄帝内经素问》《难经》《诸病源候论》《铜人腧穴针灸图经》《简要济众方》。经校正医书局重修、刊行的医药书籍,现在可知的有:①王冰注《黄帝内经素问》,校正后改名为《重广补注黄帝内经素问》;②皇甫谧《针灸甲乙经》;③张仲景《伤寒论》;④张仲景《金匮要略方论》;⑤王叔和《脉经》;⑥孙思邈《备急千金要方》《千金翼方》;⑦王焘《外台秘要》;⑧掌禹锡等《补注神农本草》;⑨苏颂《图经本草》。这些医药书实际上是中国医学的精华。它们一般由国子监刊刻,质量很高,由政府颁行各地。

宋代对医籍的校正和刊行对促进中国医学的发展做出了重大贡献,使许多濒临亡佚的重要医籍得以保存;又得力于当时的印刷术和造纸术的革新,改变了手工抄写的落后局面,使这些古代医籍能够刊行流传至今,在中国医学发展史上,其历史作用不可低估。

编撰方书

宋代方书空前之多,方剂理论也日益丰富。以《太平惠民和剂局方》为转折点,方书走上由博返约的道路,理论也日益受到重视,使方剂向标准化、规范化前进一大步。政府在方书的汇编中起了重要的作用。由政府负责编纂的方书著名的有《太平圣惠方》《神医普救方》《太平惠民和剂局方》《圣济总录》等,宋代方书的丰富让人惊叹。

978—992年,翰林医官王怀隐(河南商丘人)等奉诏编成《太平圣惠方》。王怀隐等对众多医方进行了认真细致的整理归类,根据疾病证候划分为1 670门,每门之前都冠以巢元方《诸病源候论》有关理论,次列方药,以证统方,以论系证。全书之首还详述诊脉及辨阴阳虚实诸法,次列处方、用药基本法则,理、法、方、药俱全,全面系统地反映了北宋初期以前医学发展的水平。由于各门按类分叙各科病证的病因、病理、证候及方剂的宜忌、药物的用量,方随证设,药随方施,临床应用颇为便利实用,全书收方16 834首,内容涉及五脏病证、内科、外科、骨伤、金创、胎产、妇、儿、丹药、食治、补益、针灸等。这部大型方书,编纂经历了14年时间,至淳化三年(992年)才告完成,是继《备急千金要方》《外台秘要》之后的又一部方书巨著。1046 年令何希彭将此书缩编成《圣惠选方》60卷,作为教科书。据载,在编《太平圣惠方》的同时,还编有另一部方书《神医普救方》,已佚。

1102—1106 年,宋徽宗崇宁年间,政府药局编制了《和剂局方》作为制剂规范的手册,南宋时更名为《太平惠民和剂局方》,这是我国历史上第一部政府颁发的成药药典。全书 10 卷,将各方分成诸风、伤寒、诸气等 14 门,医方 788 首。今天方剂书中讲授的许多方剂都出自此方书。如二陈汤、十全大补汤、牛黄清心丸、四君子汤、至宝丹、八正散、附子理中丸、逍遥散、藿香正气丸、平胃散、人参养荣汤等。

《圣济总录》是宋徽宗仿宋太宗诏编《太平圣惠方》之意的产物,是由政府组织医家历时 7 年广泛征集历代方书和民间用药编成的又一部方书巨著,全书 200卷,载方近 2 万首。全书包括内、外、妇、儿、五官等科疾病及针灸、养生、杂治等,共 66 门,而把运气内容列于全书之首,这与宋徽宗崇信五运六气学说有关。"运气"之下还有"叙例""治法"等篇,相当于全书的总论部分,自"诸风"起至"神仙服饵"各门,相当于全书的各论部分。每门之中部有论说,言简意赅,总括本门,其下又分若干病证。凡病因病机、方药、炮制、服法、禁忌等均有说明。书中既有理论,又有经验,内容极为丰富。在理论方面,除引据《黄帝内经》《伤寒论》等经典医籍,亦注意结合当时的各家论说,并加以进一步阐述;在方药方面,以选自民间经验良方及医家秘方为主,疗效比较可靠。本书较全面地反映了北宋时期医学发展的水平、学术思想倾向和成就。

受政府重视医学的影响,宋代文人编撰方书风气盛行,如沈括、苏轼的《苏沈良方》,王硕的《易简方》,严用和的《济生方》,许叔微的《普济本事方》和张锐的《鸡峰普济方》等,不胜枚举,呈现出宋代方剂学蒸蒸日上、蓬勃旺盛的景象。

针灸铜人

1023—1032 年,宋仁宗赵祯接受王惟一的建议,命其创铸针灸铜人两尊,并著成《铜人腧穴针灸图经》3 卷,使腧穴得以统一和规范。针灸铜人仿成年男子而制，全裸直立，身高 162 厘米，胸围 88.6 厘米，共有穴位 657 个，穴名 354 个。其造型逼真，结构精巧，四肢内有木刻骨骼，体腔内有木制脏腑，躯壳由前后两件构成，可分可合。其躯壳外刻有穴位名，各穴均与体内相通，外涂黄蜡，内灌水或水银，用针刺中穴位，则液体溢出，稍有偏差则针不能入，因而可作教学或考试之用。铜人铸成后，王惟一以前所撰的针灸著作被命名为《铜人腧穴针灸图经》。该书由朝廷颁行全国，与针灸铜人相辅行世。此后，历代朝廷均视铜人为国宝，称之为"天圣铜人"。天圣铜人在北宋国都开封陈列了整整 100 个年头。1127年，金人攻入宋都，宋皇室携铜人南逃，途中丢失一具，另一具被带至南京。1232年，南宋当局为了议和，以针灸铜人为贡品献给忽必烈，后忽必烈将其由汴京移至大都（今北京）。至明代，天圣针灸铜人下落不明。

金元明清时期

宋室南迁后以淮河与金为界，河南省大部分属金。继金人之后，蒙古人在北方兴起壮大，建立了元政权。在灭掉金政权后，于 1279 年又灭掉了南宋政权，最终统一了中国。元灭金、宋以后，开始了对河南地区近百年的统治。由于长期处于战乱之中，加上黄河频繁改道泛滥，河南地区的社会经济出现了严重的衰退趋势。在元代全国有名的大城市中，河南只有开封 1 个，也仅仅是只有 20 万人口的地方性政治、经济、文化中心。元代，河南地区的科技文化在许多领域失去了对全国的影响。

明代，不管是初都南京，还是迁都北京，抑或是曾以开封为陪都，河南都远离了政治、交通、经济中心，在全国的地位进一步下降，对中原地区社会经济文化的发展产生了不利影响，河南的整体发展速度和水平与京畿和江南地区的差距越拉越大。在江南地区出现资本主义萌芽时，河南地区依然是自给自足的小农经济。宣德年间，朝廷在全国商业发达城市设立钞关多达 33 个，而河南只有开封1 个。

清朝最高统治者吸取明亡教训，对河南在全国的重要地位有了更深的认识。他们视河南为关系社稷安危的"腹心"之地，大大加强了对河南的控制。但清代河南社会经济的发展水平仍远远不及其他先进省份，越来越落后于江南和北方发达地区。晚清统治者竭泽而渔，河南社会经济和科技文化教育也因而越发滞后，从而跌进了"政治腐败→经济萧条→文化落后"的恶性循环之中。

与经济衰退相伴随的是文化的衰落。明代河南在科技文化领域已经与先进地区拉开了很大差距，更无法与历史相比。到了清代中前期，河南的科技文化逐渐落后，处于全国先进地位的成果和杰出人物远不及先进省区。但也出现了一些科技文化水平很高、对社会有很大贡献的人物。明代沁阳的朱载堉是明代的一颗科学巨匠，对乐律学、数学、历法的研究造诣很深，有"律圣"之称。

医学中心南移背景下的中原医学

宋室南迁后，随着政治中心的南移，经济文化中心也转移到了以江苏、浙江为中心的长江以南地区，医药文化的中心也逐渐转移。南方如雨后春笋般出现了一系列著名的医学流派，如新安学派、永嘉学派、温病学派等，其中犹以朱震亨为代表的滋阴学派的出现对后世的影响最大，标志着医学中心南移的最终完成。可以说从金元以后，一直到明清，南方的医学舞台上是百家争鸣，医学中心完全转移到了南方，而以中原为代表的北方却逐渐失去往日的辉煌。

在此背景下，一部明清医学史中让人更多人想到的是江浙地区群星璀璨的医家群体，对于河南地区，往往用"衰落"一词概言之，这样的定位未免过于笼统，不能准确反映明清时期河南医学史的真实情况。事实上，明清时期河南的著名医家虽不如南方众多，但是由于中原医学积淀深厚，明清时期河南不乏优秀的医家，也出现了影响深远的医籍，地方医学得以持续发展。

金元四大家之一、攻下派的代表张子和是河南兰考县（一说民权县）人。补土派的李东垣被困大梁（今河南开封）期间，创立了名方补中益气汤，《内外伤辨惑论》《脾胃论》的灵感来源于此，李东垣在河南济源地区治疗"大头瘟"，创立了普济消毒饮，造福一地百姓。

元代名医滑寿祖籍是河南襄城县，他著有《读素问钞》《难经本义》，对《黄帝内经》和《难经》的研究做出了巨大贡献；他著的《诊家枢要》和《十四经发挥》分别是诊断学专著和针灸专著，均在中医发展史上占有光辉的一页。明代，周王朱橚（封地开封）等撰写的《普济方》168卷，收载医方6万余个，为历代医方之最。明代著名的医史专家李濂是河南开封人，著有《医史》10卷，是我国首次以"医史"命名的医学史专著，书中为张仲景、王叔和、王冰等人补写了传记。

吕坤（1536—1618），归德府宁陵（今河南商丘宁陵）人。明代文学家、思想家，他与沈鲤、郭正域被誉为明万历年间天下"三大贤"。曾写《振举医学》，揭露了明代中后期普遍存在的医学教育不足、医疗机构荒废、医政管理混乱等问题，如"国初所设医官，吏部所选医印，礼部所铸医生者，医学习读之人，惠民局施舍贫民之药，朝廷重医道寿民生其详如此，近来有司全不念及，遂使骨肉急，大之危病求一字不通之庸医，一年一邑误杀不知几多，病者病家至死不知缘故"。并提出了一系列解决方案："养医人令其多读医书，深究医理，庶使病者赖以回生，医者赖以糊口，此两全之道也。合行款列仰州县，刻板榜于医学，永久遵照施行。"

清代名医景日畛是河南登封人，著《嵩崖尊生全书》。清代温病学家杨栗山是河南夏邑县人，著《寒温条辨》。清代著名的植物学家、撰写《植物名实图考》而对世界医学产生过重大影响的吴其濬是河南固始县人。清代河南名医还有善针法的长葛人李守先、善治杂病的渑池人张朝震、擅儿科推拿的息县人夏集云、治阴疽有奇效的宁陵人李道舟及洛阳平乐郭氏正骨的郭祥泰等。

此外，河南还有很多医家没有医籍，但是擅长治疗温病，清代河南地方志中有关医家治疗温病的记载比比皆是，如河南睢县三官庙主持僧季昆，专治温病，用药多寒凉；又如河南荥阳杨绍溪晚年通医，辨别瘟疫、伤寒甚精；再如清代滑县刘双祥，性忠厚，精医道，善治温病。

在中国医学发展史上，明清两代经常是被放在一起讨论的。就河南区域而言，明清两代无论在经济、政治，还是社会、思想方面都存在较大的差异。宋代以后，虽然政治中心南移，但是明代河南仍然在全国占有重要地位，名公巨卿较多，乡宦望族林立。到了清后期，随着自然、政治、经济、文化、生态进一步恶化，人口数量急剧增加，社会基层自治能力不足，社会动乱时有发生，河南才真正衰落。这种时代差异自然会影响到明清时期河南医学史的演变。

生态环境的恶化与《救荒本草》

明清时期，尤其是清代，河南的生态环境进一步恶化，旱灾、水灾、蝗灾等自然灾害较为严重且频繁，平均发生灾害的次数和危害程度远远高于河南历史上的任何一个朝代。救荒自然成为国家和地方精英普遍关注的问题，由此出现了一些以救荒为目的的医学著作，如《救荒本草》。此书由明代朱橚撰写，论述如何利用自然界的植物代替食品，以度荒年，是我国历史上最早的一部以救荒为宗旨的农学、植物学专著，对我国植物学、农学、医药学等学科的发展都有一定影响。本书详细记载了主要分布在河南的414种野生植物的产地、名称、形状、特征、性味及烹调方法，并绘有各种植物的根、茎、叶、花、果实的形状，被中外学者誉为具有巨大科学价值的著作。

士绅的加入与中原中医药发展

明前期，河南的官方医疗政策和医政机构较为规范，明中叶以后，伴随着里甲制度、卫所制度的瓦解，医政制度也出现很多问题。不过，明后期河南的上层士绅力量强大，实学思想占据主导地位，很多上层士绅开始对河南的医疗问题进行改革，到了清代，官方对地方医疗的管理介入更少，而河南的上层士绅也没有明代强大，中下层士绅就承担起了地方医疗服务的责任，河南医疗卫生市场基本上处于自发生存的状态。

明清时期，尤其是清代，河南人口迅速增加，然而科举名额有限，很多士绅在科举上升无望后沉淀在基层社会。在科举无望的情况下，众多士人为了实现"修身、齐家、治国、平天下"的理想，在"不为良相，便为良医"的感召下，开始钻研医学，弃文习医，成为儒医，希望通过习医来实现儒家的价值追求。河南地方志中有关儒生由儒入医的记载数不胜数。大量儒医的产生改变了宋时攻外科者"多是庸俗不通文理之人"的状况，对于提升河南医家的文化素质和社会地位、丰富河南医家的知识结构和医学思想具有重要意义。如明嘉靖年间，虞城县知名儒医杨东光（刑部尚书杨东明胞弟），开始于乡里村镇设馆讲学，兼营医疗，他

"处事周详，积善好学，尤精医理，求方药者盈门，无贵贱应答不倦，施药施袄……"

家传医学的保守倾向

中医素有"医不三世，不服其药"的说法，到明清时期，随着政治、经济、文化的衰退，医政制度也出现很多问题，家族医学成为河南医学思想传承的主要渠道。根据《光山县卫生志》记载："家传中医为多，从师学医者较少。"以家族组织为依托，河南世医在地方医疗事务中具有一定的影响力。如元末阳翟"世医孙氏"之始孙相任山西平阳府医学教授，其子思忠为明初名医，重孙希礼为明太医院之博士，嘉靖年间，知州莫公匾其门曰"世医孙氏"。西华县陆城杨氏中医，回族，起自明代正统年间约1475年，医学相传十七代，历代以中医内、外科著称。晚清名医王燕昌，字汉皋，河南省固始县人，家中七世为医，著有《王氏医存》。

世代为医有利于医学思想和医学技术的传承，他们或父子相继，或翁婿相传，极利于医学专门化，世医的专业性是毋庸置疑的，但家族是以血缘为纽带而联系起来的社会组织，儒家忠孝观念使得家族子弟更多的是继承祖上的医学思想，缺乏与外界的交流，没有外界新思想的刺激，不容易创新医学思想。各个医家之间缺乏有效地交流和争论，致使河南很难产生新的医学流派。因而，明清时期河南医家大多遵循张仲景的伤寒论体系，基本上没有形成具有一定影响力的医学流派。

怀庆商帮

明代，虽然经济重心南移，北方经济呈衰落趋势，但在北方诸省中，以河南的经济形势最好，受明中期以来衰退大势影响也较小。到了清代，河南的社会经济地位已不如明代，整体上呈落后形势，但是清代河南的商业集镇较为兴盛，是河南商业形势的一大亮点，如朱仙镇和周家口等地，处于水路交通要道，是清代河南重要的商品集散地。在客商经济影响的背景下，也形成了具有地方特色的商帮经济文化，其中具有代表性的是中原地区的"怀庆商帮"。

怀庆府为明清时期一个行政区域，治所在河内县（今沁阳一带），明代辖6个县，清代辖 8 个县，大致范围涵盖今天的焦作市、济源市、新乡市原阳县一带。由于"春不过旱、夏不过热、秋不过涝、冬不过冷"的气候环境，产生了山药、地黄、菊花、牛膝四大怀药。其实除此之外，怀药还有很多，比如石韦、半夏、黄连、三参、天麻、柴胡等。清代河南怀庆商人依托药材、粮食、棉花等本地物产资源参与商界竞争，所形成的怀庆商帮颇具规模，商业足迹遍布大江南北。据《河内县志》记载，"千金之家，比屋可数，善封殖者，家累巨万，不止十数而已"。其影响如《辉县地理志》略带夸张的描述："河（内）、武（陟）、温（县）、孟（县）诸县经商者，几遍亚洲，不第中国已也。"另外，药帮还建立了用于商务活动的诸多会馆，如山西会馆、怀帮会馆、江西会馆、十三帮会馆等。

禹州中药材商贸集散地

禹州的中药材种植历史悠久，素有"中华药城"之称，是我国医药发祥地之一。明代初年，朱元璋诏令全国药商集结至钧州（万历三年，钧州改为禹州），钧州成为全国性药材市场，集散药材范围扩展至归德、怀庆及河北祁州、安徽亳州等地。至乾隆年间，禹州药交会规模进一步扩大，全国各地药商多在此建立药行、驿栈，禹州药材市场仍是河南最大的药材市场。清代禹州的"保光清凉散""九天阿胶"相继问世，行销全国，颇享盛誉。继之开业的名店药堂赵隆太加工炮制的"九蒸九制大熟地"于宣统三年（1911 年）在德国柏林举办的"万国博览会"上参展。当时全国 22 省，外越西洋、南洋，东极高丽，北际库伦，皆舟车节转而至，真可谓无街不药行，处处闻药香。长期的药材交易，逐渐产生了以经营类别或区域性质划分的药行帮、药棚帮、甘草帮、党参帮、江西帮、山西帮、陕西帮、祁州帮、商城帮、亳州帮、金陵帮等 18 个帮会组织，继而形成禹州独特的中药文化。

历史人物

文挚以情志疗病

　　文挚，战国时期宋国（今河南商丘一带）医生，约生活于公元前 4 世纪中期至公元前 3 世纪初。据《古今医统》记载，文挚不仅深悉医道，并且有奇能异术，能观人所不能见。《列子·仲尼》中所记述的治疗龙叔的故事便是一个例子。

　　话说宋国有一个名叫龙叔的人，笃信《老子》哲学，已经修炼到相当高的境界。他找到文挚，对他说："先生您的医术听说是极高明的，我患了病，您能治好吗？"文挚微微一笑，说："您过奖了。我可以尝试着看一下，请问您都有些什么症状啊？"接着，龙叔便滔滔不绝地讲述自己的病情："我受到全乡人的赞誉，也不认为有什么光荣；被全国之人所诋毁，也不认为那是耻辱。获得了什么东西也不觉得欢喜，失去了也不感到忧愁。看待活着，就像是感觉死了一样；看待富贵，觉得与贫贱没什么不同。看到人跟看到猪没什么区别，看我自己也像是看别人一样。住在我自己家中，就像是住在了旅社；看我的家乡，就像是看到了野蛮的部落一样。"

　　文挚一听，觉得像是精神病，可仔细一想，不对啊，他的话说得逻辑严密，无丝毫漏洞，哪里是精神病的症状呢？迟疑了片刻，又听龙叔说道："我这些病症，朝廷用升官发财来激励，也不好使；用严刑峻法来威吓，也没有用。盛衰利害不能使我改变，悲哀快乐不能使我放弃。这么个德行当然跟整个社会格格不入了，侍奉国君不行，结交亲戚朋友不行，管理老婆孩子也不行，支配奴仆还不行。

您说这是什么病呢？什么方子能治好呢？"

文挚听了这些话，便明了一二，他让龙叔背过身对着太阳站立，他从后面借着阳光透视龙叔的胸部，过了一会儿，胸有成竹地说："哈哈！我看见您的心了，您的心所在的部位，一寸见方那么大个地方，已经空空荡荡，真正是恬淡虚无了，差一点儿就是圣人了。心有七个孔窍，您现在有六个已经疏通，只剩一个还有点儿堵塞。您说自己有病，是不是受了世俗的影响，把圣人智者看作病人？您的这个'病'，可不是我这粗浅的医术所能治好的。"龙叔听后，便会意了，哈哈大笑。

《吕氏春秋》中记载了另一则文挚的医案。

据说这一年，齐愍王生了一个恶疮，派人到宋国请文挚。文挚到齐国，诊查了愍王的病情，将太子请到一处，私下里对他说："大王的病是一定可以治好的，但是只恐怕他的病治好后，一定会杀死我。"太子大惊，问"为什么"，文挚说："大王的这个病，一定要让他发一场大怒，才能治好，否则就没有救了；但如果让他发怒，我就犯下死罪了。"太子一听，立刻向他叩头请求说："先生只要能治好父王的病，我和我的母后一定会以死在父王面前为您求情，父王看在母后和我的面子上，会赦免您无罪的，请先生不要担心。"文挚思考片刻，说："好吧！看在你的一片孝心上，我就是被大王杀死，也没什么好说的了。"于是，文挚请太子告诉齐愍王，说某日某时前去治疗。结果，到了约定的时间文挚却没有到来，愍王心里便有些隐隐不快。这样约了多次，文挚都没有前去，愍王心中的愤怒已经积累到一定程度。这时，没有再次相约的文挚却不请自来了。只见他进门来不讲任何礼数，然后不脱鞋子便直接上到愍王床上为他诊病，还把沾满泥巴的鞋子踩到了愍王的衣服上，并用粗俗的话询问愍王的病情。愍王怒形于色，不理睬他，文挚又故意说气话来顶撞愍王。愍王这时怒不可遏，一扫原来病快快的状态，立刻起身斥骂文挚。一番斥骂发泄后，愍王的病竟然奇迹般地好了。但是，病好之后的愍王怒气却并未消泯，他痛恨文挚对自己的无礼，要把他给活活烹死。太子和王后急忙向愍王求情，但任由二人如何极力劝说，愍王却非常固执，一定要将文挚烹死。临刑时，武士把被捆住了手脚的文挚抬起来，脸朝上放到大锅中，加上柴火点燃，烧了三天三夜，文挚不但没有死，而且连面色都没有任何改变。愍王非常惊讶，急忙来到大锅边亲自观看。文挚说："如果您一定要我死，为什么不把我脸朝下放呢？那样就断绝了阴阳之气，才能使我绝命。"愍王便命令武士将文挚的身体翻转过来，这才把他烹死。

马王堆出土的医书中还有一段"文挚与齐威王论补养之道"的记载。其中提到文挚编写了有关养生之道的论说300篇，并记述了文挚将睡眠放在养生之首的观点，详细论述了睡眠对养生的重要作用，以及睡前宜吃的食物，对现代医学与养生也有启示作用。

医圣南阳张仲景

张仲景（约150—219），名机，仲景是其字，汉族人，东汉南阳郡涅阳县（今河南南阳邓州市）人，与华佗齐名，为东汉著名医学家，并被后世尊为"医圣"。据传曾举孝廉，做过长沙太守，所以又被称作张长沙。

从医张伯祖

张仲景出身于官宦之家，父亲张宗汉曾在朝为官，重视读书，这种家庭条件使得他从小就有机会接触大量典籍。他博览群书，且酷爱医学，潜心于医道之中，自得其乐。他的同乡何颙对他非常了解，有一次见到他后说："君用思精而韵不高，后将为良医。"也就是说张仲景才思敏捷，思考问题精细深刻，但为人不高调，以后一定能成为有名的医家。何颙的话更加坚定了张仲景学医的信心。他从史书上看到扁鹊一望而知蔡桓公病情的故事后，对扁鹊神奇的医术非常敬佩。希望能够向扁鹊学习，成为治病救人的良医，这也为他后来成为一代医学大师奠定了基础。

张仲景宗族中有个叫张伯祖的医生，很有名望。他性格沉稳，刻苦钻研医学知识。每次看病都非常用心，经过深思熟虑才给患者开药。经他诊治的患者，十有八九能痊愈，因此很受百姓尊重。张仲景就拜他为师。张伯祖见张仲景既聪明好学，又酷爱医学，就收下了他，并把自己的医学知识和医术毫无保留地传授给他。张仲景跟他学医也非常认真，无论是外出诊病、抄方抓药，还是上山采药、回家炮制，都用心对待，从不怕苦、不怕累。最终，张仲景尽得他的真传并逐渐超越了师傅。何颙在《襄阳府志》一书中曾赞叹说："仲景之术，精于伯祖。"当时的人也称赞他"其识用精微过其师"。

著述《伤寒杂病论》

张仲景生活在东汉末年，这一时期，战乱频仍，疫病流行。建安年间，大的疫病达五次之多，许多人因此丧失生命，"家家有僵尸之痛，室室有号泣之哀"，一些市区甚至变成了空城，其中尤以死于伤寒病的人最多。如张仲景在其《伤寒杂病论》自序中曾记载，其家族原来有 200 多人，自汉献帝建安元年（196 年）以来，不到 10 年的时间里，死了 2/3，其中有 7/10 死于伤寒病。对这种悲惨的情景，张仲景极为感伤："感往昔之沦丧，伤横夭之莫救。"不仅感慨于旧日大家族的没落丧亡，而且伤痛于横死夭折的人得不到有效救治。于是他发愤研习医术，"勤求古训，博采众方"，不但仔细研读《素问》《灵枢》《难经》《阴阳大论》《胎胪药录》等古代医书，从中寻求基础理论，并广泛借鉴其他医家的治疗方法，收集古今治病的有效方药，即使如洗浴、药摩、灌肠等民间疗法也加以研究，再结合个人临床诊断经验，研究治疗伤寒杂病的方法，于建安十年写成《伤寒杂病论》（又名《伤寒卒病论》）16 卷。经后人整理成为《伤寒论》和《金匮要略》两本书。

《伤寒杂病论》系统地概括了"辨证施治"的理论，为我国中医病因学说和方剂学说的发展做出了重要贡献。后来该书被奉为"方书之祖"，张仲景也被誉为"医圣"。历代注释、阐发此书的著作很多。它不但在中国有深远影响，对亚洲其他国家诸如日本、朝鲜、越南、蒙古等国的影响也很大。特别是日本，历史上曾有专宗张仲景的古方派，直至今天，日本一些著名中药制药工厂如小太郎、内田、盛剂堂等制药公司出品的中成药（浸出剂）中，伤寒方一般也占 60% 以上（其中有些很明显是伤寒方的衍化方）。可见张仲景的《伤寒杂病论》影响之深远。

传奇故事

坐堂医生张长沙

张仲景从小就对仕途没有兴趣，但由于其父曾做官，对此比较看重。张仲景不忍违背父命，因此先被举为孝廉（汉代从汉武帝开始实行举"孝廉""良才"的选官制度。"举孝廉"是汉代发现和培养官吏预备人选的一种方法，它规定每20万户中每年要推举孝廉1人，由朝廷任命官职。被举之学子，除博学多才外，更须孝顺父母，行为清廉，故称为"孝廉"。在汉代，"孝廉"已作为选拔官员的一项科目，没有"孝廉"品德者不能为官），后又被指派为长沙太守。在做太守期间，他仍希望能够用自己的医术，为百姓解除病痛。但汉代规定当官者不得随便进入民宅，接近百姓。于是张仲景想了一个办法，贴出告示：每月初一和十五两天，衙门内不问政事，只诊疾病。于是每月初一和十五便有许多有病求诊的百姓过来，仲景端端正正坐在大堂之上，为他们挨个仔细诊治。他的这一举动在当地有了强烈的反响，老百姓无不拍手称快，对张仲景更加拥戴。时间久了便形成惯例，每逢农历初一和十五的日子，他的衙门前便聚集了来自各方求医看病的百姓，甚至有些人带着行李远道而来。后来，人们为了纪念张仲景，就把坐在药店内治病的医生称为"坐堂医生"，而医生也把自己开设的药店取名为"××堂药店"，这也是中医药店称"堂"的来历。

力破鬼怪除迷信

汉代，巫术与医学刚刚分开不久，还是有人相信巫术。当时许多人以巫师之名治病，坑害百姓，骗取钱财。张仲景就遇到过这样的事情。

有一次，张仲景正要赶往一个地方去治病，在路上碰到一个妇女，哭一阵笑一阵，旁边一个巫婆正在准备东西要为她驱邪。张仲景赶忙前去阻拦，问清情况。原来患者家属看到患者哭笑不停，并疑神疑鬼，以为这是"鬼怪缠身"，想要请巫婆为她"驱邪"。张仲景仔细观察了患者的气色，检查了患者的脉象，又进一步询问了患者的有关情况，然后对患者家属说："这不是什么鬼怪缠身，而是'热血入室'，应该是她之前曾经受到较大刺激而造成的。她的病完全可以治好。不要相信巫师们所谓鬼怪之类的鬼话，他们的方法只会让患者更危险。"在征得患者家属同意后，他给患者扎了几针。几天后，那个妇女的病果然慢慢地好起来，疑鬼疑神的症状也消失了。张仲景又为她治疗了一段时间，她的病就痊愈了。从此，一些穷人生了病，便不再相信巫医的鬼话，而是找张仲景治病。张仲景救治了许多穷苦百姓。

栓塞疗法治便秘

为了使更多的患者早日康复，张仲景刻苦探索，创立了许多新的医疗方法。在《伤寒论》中就有"蜜煎导丸"一味药，这也是他在医疗实践中积累经验而创制的。有一次，一个患者由于大便干结无法排出，而且吃不下饭，所以非常虚弱。张仲景为其做了详细检查，确认是高热引起的便秘。当时，碰到便秘患者，一般是让其服用下泻的药。但是张仲景在检查中发现，这个患者脉象虚弱，如果服用泻药，他可能会承受不了。而如果不用泻药，大便不通，热邪又无法排出。该怎么办呢？张仲景想了想，便取来一些蜂蜜并把它们煎干，然后捏成细细的长条，制成"药锭"，慢慢地塞进患者的肛门。煎干的蜂蜜进入肠道后，由于热力很快溶化，干结的大便有了这种润滑剂，一会儿就排了下来。大便畅通，热邪排出体外，患者的病情马上便有了好转。这就是我国医学史上最早使用的肛门栓剂通便法。这种原理至今还被临床采用。

早期人工呼吸

有一次，张仲景外出，见许多人围着什么，其中有的人在叹息，还有几个妇女在悲切地哭泣。张仲景挤过去一看，人群中间躺着一个人，像是死了的样子。他一打听，才知道，原来是这个人因家里穷得活不下去而上吊自杀，当人们发现后把他救下来时他已经不会动弹了。张仲景在了解到距上吊的时间不长后，便赶紧让人找了张床板，把那人放了上去，并拉了条棉被为他保暖。张仲景让人群中两个身体强壮的年轻人蹲在那人的旁边，一面帮助按摩他的胸部，一面拉起他的双臂，一起一落地进行活动。张仲景自己则叉开双脚，蹲在床板上，用手掌抵住那人的腰部和腹部，跟随其手臂的起落动作而一松一压。不到半个时辰，那人竟然有了微弱的呼吸。张仲景让大家不要停，继续做下去。又过了一会儿，那人终于醒了过来。你们看，这不是很像现在在急救中所广泛使用的人工呼吸吗？

辨证施治显奇效

"辨证施治"也叫"辨证论治"，是指运用各种诊断方法，通过辨别清楚不同的证候，再加上对患者个性体质特点及外在的气候环境、地理环境、生活习俗等各方面因素进行综合分析，最终研究出其致病病因，确定恰当的治疗方法。中医看病，一直都很重视辨证施治方法的运用。但是在张仲景之前，并未形成一套系统、完整的临床方法。到了张仲景，才终于形成比较完善的理论体系，这与他善于总结自己看病过程中的经验、教训是分不开的。

有一天，两个患者同时来找张仲景看病，都说自己的病症为头痛、发热、咳嗽、鼻塞。经过询问，原来二人前天夜里都曾经淋了一场大雨。张仲景给他们切过脉后，最终确诊为感冒，并给他们分别开了剂量相同的麻黄汤以发汗解热。

第二天一大早，一个患者的家属急急忙忙跑来找张仲景，说患者服了药以后，出了一身大汗，但头痛却比昨天更厉害了。张仲景听后很是奇怪，难道自己诊断出了差错？他赶紧再跑到另一个患者家里去探望。患者说服了药后出了一身汗，已经好了很多。张仲景有些疑惑：为什么一样的病，服同样的药物，但疗效却会有如此大的不同呢？他仔细回忆昨天的诊病过程，猛然想起在给第一个患者切脉时，曾经感到患者手腕潮潮的，脉也较弱，而第二个患者手腕上却很干爽。原来如此！第一个患者本来就有汗，身体虚弱，再服发汗的药，不就更加虚弱了吗？张仲景心想，唉，竟然忽略了这一点！这样不但无法治好病，反而会让病情加重。于是他立即改变治疗方法，重新给患者开方抓药，患者很快便痊愈了。

这件事也让张仲景认识到：即使同样是感冒，证型不同，治疗方法也应该不同。他总结出，所有的治疗方法，都需要医生根据实际情况来灵活运用，不能一成不变。

虚心拜师王神仙

有一年，张仲景的弟弟打算外出做生意，临行时对他说："哥哥，我这次要出远门，你给我看看，日后会不会有什么大病啊，也好及早预防！"张仲景给弟弟诊脉后，说："明年你怕是要长个搭背疮啊！"弟弟非常着急："哎呀！曾听你说过，疮怕有名，病怕无名。搭背疮又长在背上，看不见，摸不着，应该是个很难治的病。明年你不在我身边，我该怎么办呢?"张仲景安慰弟弟说:"不要怕! 我给你开个方子，等到背上要出疮的时候，你先按方抓药服用，背上的疮就会转移到屁股上，不会有大碍。等日后碰到哪个医生认识搭背疮，你再叫他帮你医治。但如果谁给你治好了，你一定要给我回个信儿。"弟弟放心地走了。

张仲景的弟弟到湖北做了一年生意。有一天正在襄阳进货，突然觉得脊背上隐隐刺痛，想起出门时哥哥的交代，便忙取出张仲景开的方子抓药，吃过不几日，真的在屁股上长出一个疮来。他在襄阳找郎中医治，可没人认得这个是什么，有的说是疖子，有的说是毒疮，都不能确切地叫出病名。后来，他来到同济药堂找里面的名医"王神仙"求治。"王神仙"看后笑了，说:"这不是个搭背疮嘛! 是谁把它挪到屁股上啦?"弟弟一听放心了，回答说:"我哥哥挪的。""他既然能挪，也应该会治啊?""他远在南阳，远水解不了近渴啊。还望先生费心给治治吧!"

王神仙当下开了药方。张仲景的弟弟吃了药，又贴了几帖膏药，不多久，疮就全好了。他没忘记哥哥的嘱咐，随即给哥哥写了封信，并说明同济药堂的"王神仙"治好了自己的搭背疮。张仲景看到书信后，非常高兴，立即打点行装，奔襄阳而来。

这天一大早，襄阳同济药堂的大门前，便来了一位风尘仆仆的年轻人，这个人背着行李，手中拿着雨伞。他向管家的央求说:"我从河南来，生活没有着落，请贵店收留我当个伙计吧!"王神仙闻声从药店走出来。他见这个年轻人干净利落，就说:"好吧! 我这里缺人，就收你当个炮制药材的伙计吧!"这个年轻人，就是张仲景。

从那以后，张仲景就在同济药堂待了下来。他不但聪明好学，而且非常勤奋，很多活儿都抢着干，再加上对于中药也非常熟悉，炮制药材做得又快又好，得到店里伙计和来诊患者的一致好评。王神仙看着也很高兴。没过几天，就让他去药铺里当司药。这样，他不仅管理药物，有时候还帮助给患者看病。店里的人但凡有些不舒服，也找他诊治。不久，大伙都管他叫"二先生"。王神仙看这个"二先生"确实有些能耐，便让他做了自己的帮手。以后，王神仙诊脉看病时，他就在旁边帮忙抄药方；王神仙碰到一些难治病症，自己诊脉后还要让他再诊一下，目的是想让他明白病因在哪里，该怎样救治。张仲景也非常认真好学，将这些病症及治疗方法都工整地记在本子上。这样过了一年，张仲景的医术得到了更进一步的提高。

有一天，一位老人骑着驴来到药店，说他儿子得了急症，匆匆忙忙将王神仙请去了。大约半个时辰的光景，这老人拿了王神仙所开的药方，来店里取药。张仲景看到药方里有藤黄一味药，便知道患者肚子里有虫，这味药是用来药虫子的。可是，看到藤黄的药量只开了五钱，有些犹豫，但仍急忙抓了药叫老人带走了。不一会儿，王神仙回来了。他下了驴，要去后面歇息。张仲景忙上前阻拦道："先生慢走！患者或许很快又会来请的！"王神仙非常惊讶："患者已经好啦，还来干什么？"张仲景从容地说："恕学生直言。我看老人来势匆忙，应该是个急症；我又看先生开了藤黄一药，或许是患者肚里有虫。这应该是重症寄生虫病吧。而先生此症藤黄用量只开到五钱，或许只能暂时把虫子毒昏，待它返醒过来，应该会更凶恶的。再用药只怕也不灵了，患者或许还有性命危险哩！"王神仙听了，正将信将疑间，忽然那老者汗流浃背地跑来，叫道："王先生！不得了啦！我儿疼得死去活来，你快去看看吧！"王神仙顿时慌了，额上直冒冷汗，张仲景看了，赶忙上前道："先生，无论吉凶，学生冒昧替先生去一趟！"立刻跟着老人去了。

张仲景赶到的时候，正看到患者疼得在地上打滚。只见他不慌不忙，掏出三寸银针，叫患者脱掉衣服，看准穴位，捻动手指，向患者腹部刺进去。只听患者痛得"哎哟"一声，昏了过去。老人在旁边看得面如土色。张仲景赶忙安慰说："别害怕，虫已经被刺死了！等会儿就没事儿了。"话未说完，患者便呻吟着醒了过来。原来张仲景正刺中虫子头部，虫子在患者体内挣扎了一下便死去了，这种挣扎也让患者痛得昏了过去。接着，张仲景又开了一剂泻药，患者吃过后，不到一刻钟的时间，一根尺把长（约30厘米）的大虫被排泄了出来。患者完全好了。

王神仙知道后，又惊又喜，问道："二先生，你到底是什么人？"张仲景说："我姓张名机字仲景，到您这里来拜师学医！"当时张仲景已有医名，王神仙忙说："不敢当，不敢当！"立刻摆宴款待他。

张仲景回到南阳后，两人仍书信来往，不断交流医学经验，成了好朋友。

诊治王仲宣等三则

晋代皇甫谧《针灸甲乙经》序中，还曾记载有一则张仲景为当时著名文人王粲看病的逸事。王粲为建安七子之一，字仲宣，曾做过侍中一职。张仲景见到侍中王仲宣时，王仲宣才20多岁，二人相谈甚欢。又经过一段时间的接触，仲景看出他身上潜伏着一种疾病即麻风病。这是一种恶疾，不但患上会十分危险，而且患此种病本身也被认为是一种很丢脸的事。张仲景不敢当面提醒他，但又怕不说出来会对他生命有影响，便非常隐讳地提醒他："你身上有一种病，要早点医治，不然恐怕到了40岁的时候眉毛会脱落，之后半年或许会危及生命。如果你先服几剂五石汤，日后应该就不会有什么问题了。"王仲宣还是听出了张仲景话中之意，觉得他这是出言侮慢，心中不快。结果，张仲景留下来的汤药他并未服用。停了三天，张仲景又来看他，问道："你服了五石汤了吗?"王仲宣有些不耐烦地说："已服了。"张仲景仔细观察了他的气色后说："你的气色不像是服过汤药的样子啊！你为何这么不珍惜自己的生命呢?"王仲宣不再说话。张仲景无奈，只好退了出来。20年后，王仲宣果然眉毛脱落，过了187天，便不治身亡。可惜一位极有才华的文学家，就这样过早地离开了人世。这一逸事《太平御览》中也有过记载。

另外，传说有一次张仲景到桐柏山采药，碰到一"人"求诊，张仲景诊脉时发现脉有异象，便问道："您的脉象与常人不同，竟呈现出了兽的脉象，为什么呢?"此"人"无奈如实相告："我乃是深山中一老猿，实在是病至深处，才来找先生医治。"张仲景十分同情，从药囊中拿出几粒药丸给它。仅服用一剂便痊愈了，这老猿也知恩图报，第二天便扛来一根木头送给张仲景，并说："这是万年桐木，姑且以此作为对您的报答。"张仲景用这根木头做了两架古琴，一个称为古猿，一个称为万年。

《神仙通鉴》中也记有一则张仲景治病的医案。东汉元嘉冬，桓帝感染寒疾，召张仲景进行调治。张仲景通过详细的诊视，判断出这正是伤寒病。便开了一剂良方，并让桓帝将锦被盖得严严实实。夜里，桓帝出了一身大汗，等到天明时病情就好了很多。桓帝非常高兴，想将张仲景留在朝廷，并委以侍中之任。张仲景看当时朝政日衰，便自叹："皇帝的疾病虽能治愈，但国家已经到了膏肓之地，难以医治了。"于是趁机逃走了。

情志疗法治沈槐

古代中医一般是家传，只将医术传给自己的子孙。南阳有个名医叫沈槐，已经70多岁了，还没有子女。眼看着后继无人，他整天为此担忧，吃不下饭，睡不着觉，渐渐地便忧思成疾了。他的家人找了很多郎中来给他看病，但这些人一看是有名的医生得病，都不敢放手去治，因此老先生的病不但没好，反而一日重似一日。这件事不久便传到张仲景耳中。他来到沈槐家，详细查看了病情，确诊为长久的忧虑导致，提笔便开了药方：用五谷杂粮面各500克，团成圆形，在外边涂上朱砂，并交代患者一次服用完。沈槐看了药方，不禁开怀大笑。张仲景走后，他便让家人按照张仲景的吩咐，做成五谷杂粮面的大面团，并将之挂在屋檐下。以后每逢有人来家里做客，他就指着屋檐下的药丸给别人看，并笑道："看吧，这就是张仲景给我开的药方。呵呵，用五谷杂粮面来治病，并让一顿吃完，真是闻所未闻！"平时即使无人来，他只要一看到这个面团，一想到张仲景的话，就忍不住笑出来。一来二去，自己所忧愁的后继无人之事倒抛诸脑后了，不知不觉病就好了。

有一天，张仲景前来拜访，说："恭喜先生，您的病好了！学生斗胆班门弄斧了。"沈槐一听，恍然大悟，又佩服，又惭愧。张仲景接着又说："先生，我们这些郎中，不就是为了给百姓祛除疾病，使他们延年益寿吗？先生您虽没有子女，但我们这些年轻人愿意传承您的衣钵，将您的医术一代代传下去。"沈槐听了，觉得很有道理，内心十分感动。从此，就把自己的医术全部传授给了张仲景和其他年轻人。

冬至吃饺子的传说

张仲景在长沙做官，有一年回乡的时候，正赶上寒风刺骨的冬天。在白河边上，他看到很多穷苦百姓面黄肌瘦，衣不蔽体，因为寒冷，耳朵都冻烂了，心里十分难过。便停下来，想了一个办法。正值冬至那天，他让徒弟在南阳东关的一个空地上搭了个棚子，支上一口大锅，把羊肉、辣椒和一些祛寒活血的药物放在锅里煮，煮熟后捞出来剁碎，用面皮包成耳朵的样子，再扔进锅里，用原汤将包有馅料的面皮煮熟。因为包好的面皮样子像耳朵，又因为功效是防止耳朵冻烂，所以张仲景给它取名叫"祛寒娇耳汤"。汤熬好了，张仲景让徒弟们给每个穷人一碗汤，两个"娇耳"。人们吃了"娇耳"，喝了汤，浑身发暖，两耳发热，再也没人把耳朵冻伤了。

当初张仲景在长沙任职的时候，常为百姓看病，很受群众的拥戴。离任以后，长沙的百姓每年都派人去张仲景家乡看望他。这一年，张仲景病了，他自己心中明白，生命快走到尽头了。长沙来看望他的人说长沙风景秀美，想让他百年后去那里安身。可南阳的人却不同意，双方就七嘴八舌争吵起来。张仲景说："南阳是我的家乡，长沙是我的第二故乡。这样吧，我死了以后，你们抬着我的棺材从南阳往长沙走，棺绳在哪个地方断，就把我埋葬在哪里吧。"就在那一年的冬天，张仲景仙去了。寿终那天正好是冬至。

人们按照张仲景的吩咐，抬着棺材从南阳出发，向长沙走去。正当送葬的队伍走到当年张仲景施舍"祛寒娇耳汤"地方的时候，棺绳断了。大家停下来，就地将他的棺椁埋葬。两地的百姓你一挑、我一担，川流不息，把张仲景的墓地建得颇具规模，还在坟前为他修了一座庙，就是现在的医圣祠。

传说，张仲景在冬至这天去世，也是在冬至这天为大家施舍"祛寒娇耳汤"，为了纪念他，从此大家在冬至这天都要包一顿饺子吃，还有谚语说：冬至不吃饺子，冻掉耳朵。冬至吃饺子的习俗就这样流传下来了。

南阳医圣祠

张仲景故里位于豫西南历史文化名城南阳市，医圣祠是坐落在这一城市的璀璨明珠，位于东关温凉河畔。新中国成立后，对医圣祠重新进行翻修，同时还修建了张仲景纪念馆，以纪念这位东汉时期的著名医学家。1981年，在医圣祠发现一块古代墓碑，碑座的后方有隶书"咸和五年"（330年）四字，碑正中题有"汉长沙太守医圣张仲景之墓"。所发现的这一古墓碑后来被定为国家二级文物。各地民众都前来南阳医圣祠举行纪念、拜谒活动。南阳民间祭拜张仲景从汉代一直延续到今天，"瞻仰医圣""叠纸求医""摸羊头""接圣水"等成了祭祀活动的主要内容，这一民俗活动一般持续三天。医圣张仲景祭祀活动已入选河南省首批非物质文化遗产名录。

东晋能臣范汪

大臣范汪

范汪，字玄平，因曾任东阳太守，又称范东阳，雍州刺史范晷的孙子，南阳顺阳（今河南内乡）人，东晋大臣、医学家。其父大将军范稚早卒，范汪年少孤贫，6岁时依附于其母家新野庾氏。荆州刺史王澄有一次见到范汪，心中称奇，说"兴旺范氏家族的，必是此子"。13岁时，母亲过世，范汪居丧期间完全符合礼节，亲戚邻居都为之哀叹。长大后他十分好学，但其母家亦贫困，无力供给，所以范汪在田园中自建草庐，布衣蔬食，极为清贫。由于无钱购买灯油，以烧柴照明的方法来写书，写好后反复朗读，于是博学且通晓多方事理，且擅长谈论名理是非。

20岁时，范汪来到京师建康，正遇上苏峻之乱，叛军攻陷建康，王师大败。范汪无奈只得向西逃。当时护军将军、中书令庾亮，与平南将军温峤的部队会合，屯兵于浔阳。因讯息断绝，二人都不知苏峻军队的虚实，不敢轻举妄动。听说范汪已到达浔阳，温峤等人就去拜访他，范汪于是将所见情形一一告知。并言苏峻部队政令不一、贪暴纵横，灭亡征象已显，看似强壮其实软弱，劝温峤早日进击。温峤接受了范汪的建议。在拜访的当日，庾亮与温峤的聘礼就到了，并任命范汪为参护军事。

苏峻之乱平定后，范汪因功被赐爵都乡侯，并担任平西将军庾亮的参军。后来范汪又任征西将军庾亮的参军，及后转任州别驾。范汪前后任庾亮属官十余年，二人钦敬相待。庾亮去世后，范汪转拜鹰扬将军、安远护军、武陵内史。又被征为中书侍郎。

不久，骠骑将军何充入朝辅政，聘请范汪做其长史。征西将军庾翼去世后，何充推荐桓温接替庾翼，桓温也聘请范汪为其长史。永和二年（346 年），桓温率军进攻成汉，范汪则留在江陵处理事务。成汉平定后，范汪亦晋爵武兴县侯。随后桓温多次请范汪继续为其长史，并兼领江州刺史，但范汪一再推却，反而自请还京，求任东阳太守。此举令桓温对其产生厌恶甚至憎恨之情。

范汪在东阳郡大兴学校，甚有惠政。后来就被征召入朝为中领军、本州大中正。当时会稽王司马昱在朝辅政，与范汪十分亲近，让他都督徐、兖、青、冀、幽五州，并且为扬州之晋陵诸军事、安北将军、徐兖二州刺史、假节。

然而不久，桓温北伐，命范汪率文武众臣到梁国，指责范汪过约定时间而将其贬为庶人。当时朝廷一众因畏惧桓温势力而不敢为范汪据理力争，只是在谈论中透出一丝感叹与遗憾。范汪后来居吴郡，致力于讲学，从不谈论之前的是是非非。

有一次范汪到桓温的驻地拜见桓温。桓温当时正希望起用一些地位低下的有才之人，以助其篡位，知道范汪要远道而来拜见自己，就非常期待，当时便对袁宏说："范公来我处，可任太常卿。"范汪到后，刚落座，桓温便急于表达其谢意。但范汪虽想投靠桓温，又怕会被人诬以趋时，于是假称是儿子埋葬在这里，所以才顺便来探视。桓温听后非常失望，打消了任用他的念头。

宁康元年（373 年），范汪 65 岁时在家中去世，朝廷追赠散骑常侍，谥穆侯。

围棋评论家范汪

魏晋南北朝时期，围棋勃兴，棋品制度不断完善。曹魏时期，与九品中正制的政治制度相对应，也出现了将棋艺分为九品的说法。如《艺经·棋品》有云："围棋之品有九，一曰入神，二曰坐照，三曰具体，四曰通幽，五曰用智，六曰小巧，七曰斗力，八曰若愚，九曰守拙。"《艺经》虽已亡佚，但棋品的记载曾经出现在其他史书中。如《隋书·经籍志》中曾记载太康年间，时任东阳太守的范汪有《围棋九品序录》《棋品》5 卷，袁道有《棋后九品序》。这都表明，围棋已形成独立的评价体系。

医家范汪

范汪晚年居住于吴都，擅长医术，常治病救人。凡有病者，不论其贵贱贫富，都为之治疗，且多能治愈。撰有《范汪方》（又作《范东阳方》《范东阳杂药方》）170 余卷，今佚。其佚文散见于《外台秘要》《医心方》等书中。《范汪方》为唐以前研治伤寒较有成就的医学方书，在外科病治疗方面也有一定水平，并收集当时一些民间治疗验方，故陶弘景称其书"斟酌详用，多获其效"。

范汪豆酒方（《外台秘要》）

配方：大豆一升。

制法：上一味，以水四升，煮取二升汁，去豆。纳美酒一升合煎，取一升。

主治：风虚水气肿。

用法：任意饮之，日三，常令有酒气。

一门仕宦话褚澄

褚澄生平

　　褚澄，字彦道，阳翟（今河南省禹州市）人，南齐著名政治家、医学家。一门世宦，连姻宗室。他的祖父褚秀之、父亲褚湛之都是宦门权贵。褚澄的父亲褚湛之为南齐尚书左仆射，起初娶始安公主，公主过世后，纳侧室郭氏，生下褚渊。后来又娶吴郡公主，生下褚澄。褚湛之去世后，立褚渊为嫡子。褚澄与宋文帝刘义隆之女庐江公主成婚，拜驸马都尉。南齐高帝（肖道成）建元中（479—482年），褚澄出任吴郡（今江苏省苏州市）太守，后迁左户尚书，再迁侍中，领右军。后来，褚澄的女儿被南齐东昏侯封为东昏皇后。褚澄死后被东昏侯追赠为金紫光禄大夫。

　　褚澄的兄长褚渊曾助萧道成建齐，受到齐高帝宠幸，封南康郡公。武帝时，任尚书事。不久病卒。褚渊死后，褚澄用一万一千钱从招提寺赎太祖所赐褚渊白貂坐褥，改作裘和缨。又赎出褚渊的介帻犀带和曾乘坐的黄牛。南齐永明元年（483年），他遭到御史中丞袁彖弹劾，被免官禁锢。此后得到赦免，不久去世。

　　《南齐书·褚澄传》记载，褚澄医术高明。《褚氏遗书》跋中也载，当初齐高帝萧道成所钟爱的二子豫章王萧嶷，在从江陵赶赴都城之时，得了急病，御医久治不愈，一日重于一日。高帝萧道成日日面有悲忧之色，于是大赦天下。后来听说褚渊的弟弟吴郡太守褚澄医术高明，忙召他前来为豫章王治病。在褚澄精心治疗之下，豫章王的病很快痊愈，萧道成欣喜异常，加封褚澄为左户尚书。

《南史·本传》中也曾记载，褚澄极喜医术，尤其善于望诊和切诊，并称其居官清显，善究医术，时人崇敬若神。《齐史》中称赞他"望色辨证，投剂如神，与卢扁华佗比肩。"凡病者均不分贵贱，根据乡壤、风俗、精神苦乐、方土所宜等各方面情况用药。

据传，褚澄为吴郡太守时，有百姓李道念到郡府去办事，褚澄远远看了他一眼，便说："你有奇怪的病啊！"李道念很惊讶，答道："我旧有冷疾，至今已五年了，经过好多医生诊看，所言大体相同，各种方药吃了不少，就是不见好转，却也并无大碍。"褚澄为之诊脉后说："你这病并非因冷所得，众医都误诊了，只是由于平素喜吞食鸡卵（鸡蛋）所致，积而不化，久而成疾。"李道念求褚澄为之治疗，褚澄命人取紫苏一升煎汤，让其喝下去。李道念喝下不久，便觉腹中辘辘作响，继而翻腾欲吐。褚澄又命人取一空盆放在李道念面前，李道念呕吐出一升左右的黏涎之物，大如拳头，微微颤动。命人拨开涎液一看，原来是一只雏鸡，羽、翅、爪俱全，片刻之后即能蹒跚行走。李道念叩谢褚澄医术如神。褚澄说："此尚未尽，宜继续服药。"于是李道念将所余之药都吞下，陆续又吐出雏鸡，共13只，观者无不称奇。自此李道念的病就痊愈了。该病案虽较夸张，但也说明褚澄诊病水平之高超。

据《南齐书·褚澄传》及《中国医籍考》等文献记载，褚澄一生著有两部医书，一为《褚氏遗书》，二为《褚氏杂药方》20卷。后者散佚，今世仅存《褚氏遗书》。《褚氏遗书》，又称《医论十篇》，是一部颇具学术价值的基础医学理论著作，此书经过唐代人整理而成，于宋嘉泰年间刊行，后收入《六醴斋医书》中。

《褚氏遗书》

《褚氏遗书》的发现经过——两经墓葬传《遗书》

褚澄对医学最大的贡献便是写了《褚氏遗书》，他十分看重自己的这部著作，因而叮嘱子孙在其过世后，将《褚氏遗书》刻在石头上为自己殉葬，希望该书有朝一日能够重见天日而流传后世。

唐清泰二年（935年），因黄巢起义而致盗贼蜂起，挖人墓冢，掘取财宝。有一次，盗贼发现一个大墓穴，一丈有余（3~4米），中间有石刻18片，形制有如棺椁之样。上面题写道："有齐褚澄所归。"打开棺盖，石刻之上所有文字都非常清楚。盗墓者以为是兵书，便将其拿出墓穴，后发现并非兵书，遂弃之离去。幸而被萧渊的先人叔常所遇见，他读后，叮嘱乡邻细心保护，第二年以船载归。欲送给官府，使其广为流传，但当时战乱不息，未能如愿。于是他留下遗命，希望后世有能者之士将此书刊刻，广散于后世，既可使褚澄及先人之名流传后世，也能够显示医学理论的渊源。其后人萧渊尊其遗诫。

另据释义堪的序言称，宋代靖康初年，金人南下，盗贼乘间而起。在陈元桥一带有萧姓一家，世代居于此地，守护祖先墓地十分勤谨，致使盗贼疑心墓中有财宝而早晚窥伺。萧家不忍墓被盗贼所发，故而将墓打开，发现内有石刻19片，其中一片为萧渊的序文，余即《褚氏遗书》。于是移枢重葬，将石刻置于门外。释义堪当时恰好游至此处，将其抄录下来。

至嘉泰元年（1201年），刘继先将其所抄录的刻片印行，《褚氏遗书》方得以流传。由于此书经历曲折离奇，并不见《南齐书》等著录，而始见于《宋史》，故《四库全书提要》等怀疑此书为"宋时精医理者著，而伪托澄以传"。然而又有现代学者考证，认为并非伪书。目前尚存的较早版本有明万历年间复刻之正德本、明胡文焕校本等，现代有赵国华的校释本。

《褚氏遗书》的内容——优生优育第一书

《褚氏遗书》分为10篇，包括受形、本气、平脉、津润、分体、精血、除痰、审微、辨书、问子，共2 600多字。涉及的内容很广泛，阐述了气、血、精、津液的生理功能和病理变化。褚澄认为如果人体的阴阳二气失调，就会生百病。书中还介绍了辨治疾病的要点，以及生育、养生之道等，均有其精辟独到之处。在疾病治疗上，褚澄强调在治病时需要辨别病证，根据疾病的部位和性质来进行治疗，例如，褚澄在《除痰》篇中说，医者要全面掌握患者的情况，不但要细致地诊查病候症状，还要询问患者的个人嗜好、勘察其生活环境，对当时的疾病流行情况等也要了解清楚，从而最终查出致病原因，做出正确的诊断和治疗。褚澄在治疗上还有一个观点，即提倡用药少而精，并根据个人体质的差异来分别用药，药量根据患者体质灵活掌握：健壮肥胖之人用药可以相对多一些，而身体瘦弱的人则应该减少药量。书中还特别提出对寡妇、僧尼，"必有异乎妻妾之疗"，即诊治时对特殊群体的人必须有所区别，要考虑到其精神和心理因素的影响。

书中关于优生优育理论的记载最为详尽，阐述了适宜生育的年龄、胎儿的形成过程、生男生女的原因及遗传因素等观点。褚澄能在1 500多年前就认识到这一点，确实是难能可贵的。

褚澄首次提出晚婚和优生理论。《褚氏遗书》明确提出，男子虽然16岁精通，但必须30岁娶妻；女子虽然14岁天癸至，但一定要20岁才能嫁，这才是男女之合的适当年龄。这种晚婚优生的观念，在现在看来仍是比较积极的。

《褚氏遗书》最早论述了阴阳之气的发生时间、部位和循行路线。《本气》篇以一日中的不同时辰来说明阴阳之气在体内的分布流行情况，在历代医籍中尚属首见。《灵枢·营卫会生》有依据太阳运行周天数把营卫之气分为昼夜各行阴阳二十五度的论述，但也没有阴阳之气发生的时间、部位、循行路线的明确记载。

在祖国医学史上，本书最早提出了关于男女胚胎形成的理论。认为如果阴血先至，阳精后冲，那阴血散开裹住阳精便生男胎；假如阳精先入，阴血后参，阳精散开裹住阴血便得女胎；如果阴血阳精气至，则成非男非女之阴阳人；若精血散分，可成双胞胎或三胞胎。这种理论虽然源于《易经》，而见诸医籍者，当首推此书。这不仅在祖国医学史上是最早的，而且在世界医学史上也是最早的。

《褚氏遗书》中还对五运六气之说首次提出了一些异议。如指出人身所遭受到的寒暑风雨等邪气仓促多变，是很难预期的，因此通过推演预测疾病容易导致错误。

《褚氏遗书》《津润》篇还说："咳血……饮溲溺（小便）则百不一死。"这是医籍中用小便治疗肺结核咯血的最早记载。

《褚氏遗书》中提出一些养生之道，如"养耳力者常饱，养目力者常瞑，养臂指者常屈伸，养股趾者常步履"，"夏天腑脏宜冷，冬天腑脏宜温，背部手足虽夏宜温，胸包心火虽冬难热"等。

此外，医书中还有诸如辨证施治、预防传染病之类的论述，并提出不同于一般的寸、关、尺三部划分五脏的方法。这些对后世医学家产生了很大的影响。

《褚氏遗书》的流传——千古龟鉴话影响

《褚氏遗书》是继《黄帝内经》《伤寒杂病论》之后，影响较大的一部中医理论性著作。由于其学术价值很高，为历代医家所重视和借鉴，如《备急千金要方》《女客百问》《伤寒九十论》《养身纂要》《妇人良方》《丹溪心法》《续医说》《证治准绳》《景岳全书》《万氏妇人科》《广嗣纪要》《慎柔五书》《折肱漫录》《友渔斋医话》《医宗金鉴》等书中都有对此书内容的引述。不仅如此，《褚氏遗书》在日本的影响也很大。日本延宝元年（1673年），《褚氏遗书》（明·胡文焕本）已传到日本，后被日本人多次翻刻，引起日本医学家们的高度重视。此外，《褚氏遗书》对著名医家孙思邈和李时珍都产生过较大影响。

纵观中医历史，仅以 2 000 余言的著作而名列医史者，实在不多见，褚氏即是其中之一。此书内容丰富，涉及多个方面，而每章平均仅 200 余字，阐述精辟。所以《四库全书提要》评论说，《褚氏遗书》在许多方面是"发前人之所未发，尤千古之龟鉴"。

治风圣人张文仲

张文仲,约生于唐武德三年(620年),卒于唐圣历三年(700年)。唐代著名医家,唐御洛州洛阳(今河南洛阳)人。年轻时与洛阳人李虔纵、京兆(今西安)人韦慈藏一起因医术高明而闻名于世,曾任侍御医、尚药奉御之职。他善疗风疾,成为唐高宗、武则天时期宫廷内著名的御医。《旧唐书·方伎传》载,"自则天、中宗以后,诸医咸推张文仲、李虔纵、韦慈藏等三人为首"。

据《新唐书·后纪》记载,仪凤三年(678年),高宗突然病重,头昏目眩不能视物,当时情况十分危急。张文仲奉命前来应诊,很短时间内即查出病因,建议立即针刺头部穴位,使之出血,乃能痊愈。但当时权倾朝野的武则天听到此言后,非常生气,认为张文仲的话实属无稽之谈,此举意在戏弄高宗,下令要处死文仲。高宗见状忙道:"侍医讨论疾病,何罪之有呢?更何况我确实病得很厉害,还是让他试试吧!"张文仲赶紧实施针刺治疗,高宗的病症果然消失,头眩治好了,眼睛也能看见东西了。武则天非常高兴,连连致谢,说道:"天赐我师!"并赐予他珍奇珠宝以示奖赏。

《旧唐书·本传》也曾记载有关张文仲的一则故事。一天,武则天在神都洛阳宫中召集诸大臣议事,宰相苏良嗣刚刚跪拜便突然栽倒在地,不省人事。武则天令张文仲、韦慈藏立即赶到苏宅为其实施救治。张文仲诊病后,认为是由于忧愤之情长期聚积于胸中,导致邪气向上冲击而引起疾病,病情危重。并且说,如果疼痛再不断扩散，就很难医治了。张、韦二人从清晨即守候在苏氏身边，未及进餐，不一会儿，苏氏胸胁处阵阵痛楚。张文仲见状摇头叹道：若疼痛扰心，就无可救药了。过了一会儿，苏良嗣果然心痛起来，连药也无法吞服下去了。傍晚时分，苏良嗣不治而亡，时年85岁。朝廷上下对上了年纪的老臣苏良嗣的病故并未感到奇怪，但对张文仲的料病如神却无不赞赏。

有关张文仲，还有一些传说故事。据说洛阳有位读书人患了一种怪病，每次说完话，喉咙中就跟着应答一声，恰像是对自己的回答。这位读书人听说张文仲路过此地，便去请求医治。张文仲考虑了整整一夜，终于想出一个办法：拿本草书让患者读。开始所读到的药名，读到一处，喉咙中便有一声应答。等到读至此病所害怕的药名时就没有应声了。于是文仲就把那味药抄录下来，配制成丸剂，让患者服用，应答之声当时就止住了。也有人说，此病是苏澄云医生看的。

另传，在唐光宗年间，张文仲听说巴马不老传说和裸浴习俗后，经过多次前往勘察，终于用巴马泉水秘制出了一种"不老"秘方，最后呈献给武则天。并说，此泉水可"滋"润皮肤，美容养颜；可"滋"补身体，长生不老；可"滋"养味觉，延寿生津。武则天听后大悦，追问其名，张文仲急中生智脱口而出："可滋泉。"从此，为求得长生不老，青春永驻，武则天一直命人远赴巴马秘密采运可滋泉。由于御颜有术、保养有方，武则天晚年时皮肤依然保持光滑细嫩，享年82岁，是历史上寿命最长的皇帝之一。

张文仲擅长治疗风疾，做侍医、尚药奉御期间，武则天命他集合当时名医共同编撰风气诸方。不久，张文仲即总结出引起疾病之"风"的种类共有120多种，引起疾病之"气"的种类有80种。如果不能区分这些种类，会延误病机甚至导致死亡。治疗气病与风疾，医药虽然大抵相同，然而人性各异。脚气、头风、上气，常须服药不断，其余则随病情发动，临时治之。患风气之人，春末夏初及秋暮时节，必得通泄，才能不至于患重症。他从患病的季节和病情程度不同出发，撰写四时常服及轻重大小诸方18首，呈给武则天，得到武则天的称赞。除了《疗风气诸方》和《四时常服及轻重大方诸方》，张文仲还撰有《随身备急方》3卷、《法象论》1卷等。以上书籍均佚，《外台秘要》中保留了其中部分内容。《随身备急方》中以民间经验来用药的方法也很有可取之处，如记载有用铜屑治牛马骨折的经验来治疗人体骨折。

针灸名家有二甄

甄权

甄权，许州扶沟（今河南扶沟）人，约生于南朝梁大同七年（541 年），卒于唐贞观十七年（643 年），享年 102 岁。因母亲生病，甄权与其弟甄立言精心研究医术，专心学习方书，最终成为一代名医。

甄权于隋朝开皇初年（581 年）曾为秘书省正字一职，后来称病请辞。之后便以行医为主，治好了很多人。《旧唐书》记载了其中一则有关甄权治病的故事。隋朝鲁州刺史库狄镞患了风痹，痛苦难忍，两手无法随意活动，更无力挽弓射箭。他请了许多名医来治疗，但都无任何成效，最后找到甄权。甄权详细诊查病情后，要求库刺史来到围场，让他拿起弓箭，面对箭靶做射箭的姿势。库刺史一头雾水，但仍旧按照甄权的要求做好了射箭的准备。甄权这时把针在其肩髃穴上一扎，库刺史的箭便应时射了出去，正中靶心，众人一片喝彩之声。库刺史的病也就完全好了。

在《续名医类案·咽喉门》和孙思邈的《千金翼方》中同时记载了甄权的诊病逸事。唐武德年间，甄权跟随安康公李袭誉出镇潞州（治今山西长治）。当时深州（今属河北）刺史成君绰忽然患脖颈肿大之症，颈肿得像几升的米袋，喉咙闭塞，吃不下任何东西，喝水也极为困难。这种情况持续了 3 天。后来求治于孙思邀，孙思邈把患者介绍给甄权治疗。甄权针刺他的左手次指端，微放血，过了一顿饭的时间，患者气息就通畅了。到了第二天，就可以正常饮食。

甄权的针刺技术非常神奇。仁寿宫有一宫人患了脚病，无法行走，甄权奉命治疗，针刺她的环跳、阳陵泉、下巨虚、阳辅4个穴位，宫人便能立即下地行走。大理寺卿赵某受风，腿脚不便，无法跪坐。甄权为他针刺上髎、环跳、阳陵泉、下巨虚4个穴位，赵某马上便能跪起自如。

除了针刺，甄权对于药性药理也颇为精通，他治疗疾病常常针药并用。安平公李德林患偏风，甄权让他内服防风汤，并针刺其风池、肩髃、曲池、支沟、阳陵泉、五枢、下巨虚7个穴位，服药9剂，针刺9次，李某之病渐渐痊愈。

安康公患水胀，小便不利。甄权给他开了几剂茯苓丸，药还没吃完，水胀就已渐消。

甄权不仅医术娴熟、朝野闻名，还精通颐养摄生之术。他提出吐故纳新之法可使肺气清肃，长期实行能够保健身体、延年益寿；并主张饮食不应太过甘美，认为清淡素食能够增长精气，减少体内污秽之气，使胃气达到调和，最终可致百病不生。在甄权102岁的那一年，唐太宗李世民亲自到他家里，询问他的饮食起居并请教他有关药性、药理及养生方面的知识，于是甄权就将所著的《药性论》4卷呈报上去。唐太宗任命他为"朝散大夫"，并赐给他寿杖衣物。当年甄权寿终，葬于家乡扶沟县包屯镇。

甄权一生著述颇丰，绘有《明堂人形图》1卷，撰写《针经钞》3卷，《针方》《脉诀赋》各1卷，《药性论》4卷。这些著作均已亡佚。其中部分内容可见于《备急千金要方》《千金翼方》《外台秘要》等著作中，对后世有一定影响。他所绘制的彩色人体经络图《明堂人形图》，以图为主，并有详细文字说明，影响很广。

李世民平定河南后，命李袭誉出镇潞州。当时一些医生被朝廷聘为征士，甄权也是其中一名随军征士。在随军途中，甄权将自己所绘制的针灸著作《明堂人形图》拿给李袭誉看，但当时李袭誉对针灸技术并无了解。直到甄权为深州刺史成君绰治好了脖颈肿大之症，李袭誉才认识到针灸的神奇效力。后来，李袭誉官至少府监，找了机会向太宗皇帝讲述自己所见到的针灸的妙处。皇帝就下令由他牵头，集合承务郎司马德逸、太医令谢季卿、太常丞甄立言等，著述《明堂针灸图》。此图根据甄权的《明堂人形图》加以修订，并将校订后的版本由甄权再次审定。630 年，《明堂针灸图》完成，送呈御览。唐太宗看了这本书，发现人体背部为五脏经络孔穴集中的地方，便想到唐律中笞刑是要鞭打罪人的背部。因此决定，以后笞刑由鞭打背部改为鞭打臀部。

甄立言

甄立言，甄权之弟，约生于南朝梁大同十一年（545 年），卒于唐贞观年间（627—649 年）。甄立言自幼与其兄甄权共同研习医书，尤其对药性药理方面的研究都有独特的见解。

唐武德年间曾升任太常丞一职，与他的兄长甄权都因擅长医术而享有盛名。甄立言医术不但娴熟，更精通本草，善于诊断多种疑难杂病。

当时，御史大夫杜淹患风毒发肿，病情极为危重，唐太宗命甄立言为其诊治。诊视完毕，甄立言上奏说："从今日起再过 11 天的午时必死。"果然像他所说的那样，患者到了第 11 天便死了。

还有一个名叫明律的尼姑，已经 60 多岁了，得了一个毛病，肚子鼓胀得很大，但身体却出奇地瘦弱，两年多来都是这样。甄立言看后说："你的肚子里面有虫子，所以才会这样，可能是吃了不该吃的东西。"于是让患者口服雄黄。女尼服药后一会儿便吐出一只虫子，如人的小手指般大小，吐后病就好了。

有一个姓韦的妇人患了心痛病，10 年间不堪其扰，生不如死。甄立言让她服鹤虱，只吃了一剂，这个妇人的病就完全康复了。

甄立言一生著述很多，有《本草音义》7 卷、《本草药性》3 卷、《本草集录》2 卷、《古今录验方》50 卷，均散佚，部分佚文可见于《备急千金要方》和《外台秘要》中。他的《古今录验方》在诊治疾病和鉴别诊断方面有突出的成就。《外台秘要》曾经引了其中"消渴小便至甜"的论述，这是我国有关糖尿病的最早记载。

灸骨蒸法崔知悌

崔知悌，许州鄢陵（今河南鄢陵）人，约生于隋大业十一年（615 年）。崔氏出身于官宦家庭，祖父崔枢，曾任司农卿。父亲崔义真，任陕州（治今河南陕县东北）刺史（《新唐书·宰相世系表》作义直峡州刺史）。而崔知悌中进士后，曾历任洛州（今属河南）司马、度支郎中、户部员外郎等职，到唐高宗时升任殿中少监，后任中书侍郎、尚书右丞等，679 年官至户部尚书。

崔知悌在政事的闲暇，对于医学也颇感兴趣。据说，有一年他突发风疹，害怕会导致中风，便自服小续命汤。3 年的时间里，服了 46 剂汤药，最终治好了风疾。他对于医药书籍也颇有研究，并能在集合众人所长之余，有自己的创新。诊病用药，能够药到病除。

崔知悌居于都城之时，正碰上李世民因为长期伏案批阅奏章而被坐疾缠身，无法上朝。这样过了多日，所有的治疗都没有任何效果，李世民心中着急，太医也为此头痛不已。崔知悌闻讯，便采集多种药物，以专用铁锅熬制，枣木棒搅拌，香油调和，制成药灸，呈给太宗。过了十多天，太宗痊愈，大喜。之后崔知悌就对骨病做专门研究，最终写出《骨蒸病灸方》。

崔知悌的著述与文献，可考的主要有《纂要方》10 卷、《骨蒸病灸方》1 卷、《产图》1 卷，但均已亡佚，《外台秘要》中对其治法用药有所记述。另有《崔知悌集》5 卷、《法例》2 卷。在其著作中，以《骨蒸病灸方》一书较为著名。现在中医针灸中的"四花穴"，即出自《骨蒸病灸方》。

　　《外台秘要》中记录了崔氏灸法若干，但对于其针法却少有提及。难道崔氏只擅长灸术，却不及针法吗？原来，王焘编《外台秘要》有自己的标准，他认为"针能杀生人，不能起死人，其法云亡且久，故取灸而不取针"（孙兆《外台秘要·校正序文》）。因此，只在崔氏治疗小便不通方中涉及了针法，或许此方因针灸并用，王焘不忍删削才收集进来。其实，崔氏不仅灸术高，针刺技术应该同样高明。

　　崔氏治疗方法多样。除针灸外，所创药物对后世影响深远，如崔氏八味丸、黄连解毒汤等方，千余年来为医者所乐用，却少有人知其来源。此外，他还发明了许多外治疗法。如他采用蒸汗法中的阮河南蒸法来治疗伤寒；用纸裹上药于器中烧，令烟出，以熏吸法来治疗咳症；以生姜涂盐之栓药或猪胆汁灌肠治疗大便不通；以捣生葱敷于脐下横纹中治疗小便不通等。这些外治疗法，不仅简单且效果神奇，给后世治疗提供了借鉴。

补养食疗有孟诜

　　孟诜（621—713），唐代汝州梁县（今汝州市）人，著名医学家，尤其擅长食疗。孟诜的父亲孟曜，曾通过明经考试及第，拜授学官。孟诜小的时候就非常聪明，且见识广博。后来进士及第，刚开始被任命为长乐县尉，不断迁升，后升任为凤阁（中书省）舍人。

　　孟诜少年时曾喜好炼丹术，对于炼丹及中药非常精通。孟诜任凤阁舍人期间，当时的凤阁侍郎刘祎之卧病在床，孟诜前去拜候看望，刘祎之留他吃饭。吃饭时，刘祎之拿出武则天所赐的金碗来盛放乳酪。孟诜看到后很惊讶，说："这碗是从哪里得来的啊，它不是石中炼出的自然金，而是用药金做成的。"刘祎之有些疑惑："这是皇上赐予的，应该不是假的吧？"孟诜解释说："药金是道家用仙方所配制出来的，也不能算是假金。""你怎么知道呢？"孟诜说："你用火烧一下试试，它上面会出现五色之气。这就说明是药金。"刘祎之立即烧了来试验，果然像孟诜所说出现了五色之气。武则天听说了这件事，非常不高兴，便找了个理由，说孟诜身为宫廷近臣，不应该搞些旁门左道，把他降为台州司马。

　　太子相王李旦十分仰慕他的才学，召他为侍读，负责讲解经学。后又拜同州刺史（故世称孟同州），加银青光禄大夫。神龙初年，孟诜辞官，告老还乡，回到伊阳山。710年，相王李旦当了皇帝（睿宗），非常想念孟诜，再次召他入朝做官，孟诜以年老为由而婉言谢绝。第二年，睿宗仍旧对孟诜念念不忘，赐给他绸缎百匹，并且命河南府（洛阳）在每年的春、秋二季送给孟诜羊、酒、粥等食物。开元初，河南府尹毕构认为孟诜高风亮节，可与东汉著名隐士向长（字子平）相媲美，于是将他所居住的村庄命名为"子平里"。开元初年，孟诜病逝，时年92岁。

孟诜曾经跟从孙思邈学习阴阳、推步、医药等知识，逐渐精通中医、养生术。在家乡居住期间，他经常去伊阳山里采集草药，并且按照医方进行炮制来治病救人。据说年纪将近百岁，却有着壮年人的容貌与力气。家乡人问他保养之法，他说："要想保养身体调养性情，必须善言不离口，良药莫离手。"人们听了都非常信服。他对唐以前食疗药物和食治验方进行系统总结，写成了《食疗本草》一书，这是世界上现存最早的食疗专著。孟诜也被誉为食疗学的鼻祖。《食疗本草》大约在宋元之际便散失。宋代《嘉裕本草》中曾经记载："《食疗本草》，唐同州刺史孟诜撰，张鼎补其不足者八十九种，并为二百二十七条，凡三卷。"张鼎为唐开元间道士。可知，此书由孟诜创作后，经过张鼎的补充，方为后来面貌。散失后，在日本的《医心方》与南宋《证类本草》中可见其中部分条文。清朝末年，曾在敦煌莫高窟藏洞中发现了唐人抄写的《食疗本草》残卷，前后都有残缺，后书题名。残卷共2 700多字，收药26味，朱墨分书。药名朱书于首，右下以小字注明药性（温、平、寒、冷四种），未注药味。后列此药主治、功效、服食禁忌、单方验方。对一些药物还记述了采集、地域差别及生活用途等。后经过王国维、唐兰等将其残卷与《证类本草》对校，确认正是孟诜所撰的《食疗本草》。1984年，人民卫生出版社出版了谢海洲、马继兴等根据敦煌残卷及《医心方》《证类本草》编写的《食疗本草》全书辑校本。这样一来，这部珍贵的著作终于又展现在世人面前。在《食疗本草》中，列举了许多常见食物的药用价值，如鲫鱼平胃气，调中，益五脏；鸭补中益气、消食，并可消12种虫；茶叶能利大肠，去热解痰；黑豆可令人长生，益阳道等。该书不仅集合了古代的养生经验，对于现代的食疗营养也有借鉴作用。

除了《食疗本草》之外，孟诜还著有《必效方》《补养方》等书，均佚，《外台秘要》《证类本草》等书中多有引录。

道人医官王怀隐

王怀隐，北宋医学家。宋州睢阳（河南商丘）人。初为京师一道士，精于岐黄之术，为人治病多有效验。因医术而逐渐知名，于是宋太宗在太平兴国初年下诏，命其还俗，并任为尚药奉御，后又将其升为翰林医官使。有一年，吴越王派遣其子钱惟浚入朝，未料在京师患病，经过王怀隐的诊治，不久便痊愈了。经过这件事，太宗对王怀隐更加赏识。

宋太宗赵匡义留心医药，曾经收藏验方1 000多首，并命令翰林医官院收集各种有效方剂。最终，收集到有效验的良方达1万余首，便让翰林医官王怀隐和他的副使王佑、郑奇及医官陈昭遇等，共同将这些方剂整理编排而成《太平圣惠方》一书。此书历时十多年，于淳化年间成书。宋太宗亲自撰写序文，颁行于天下。全书共100卷，1 670门，收录方剂将近17 000首，以《备急千金要方》《千金翼方》与《外台秘要》为蓝本，广泛收集了汉唐以来所有方书及民间的治疗经验，按照脏腑病证分类。每类以下，首列诊断脉法、用药法则，后按各科论述疾病的病源、病状，最后列明有效的方剂及其他医疗方法，与《诸病源候论》形式相似。其中内容丰富，资料很多，很多已佚古医籍中的方剂也因此得以保存，非常珍贵。此书不但对于中医临床治疗有重要的参考价值，并且对后世方剂学的影响也很大。后世中医所使用的很多方剂，也出自此书。

王怀隐与浮小麦的故事

大雨接连下了两三天，这天终于放晴了，王怀隐走出门来，看到店堂小伙计正在晾晒中药。他发现其中一堆小麦十分干瘪，便问伙计："这些小麦是谁送过来的？"伙计回答说："城南张大户送来的。"这时忽然来了个急症患者，王怀隐要为患者治病，便走开了。这个患者是一个妇人，由丈夫陪同而来。她的丈夫向王怀隐述说了妻子的病情：近来常常无缘无故地发怒，哭笑无常，整日里心神不宁，甚至有时还会打人、砸东西。他们怀疑这是鬼邪在作怪。王怀隐经过详细的诊查后，捋着胡须淡然一笑说："不要担心害怕，这只是妇女脏躁症，容易治好。"说完，开了一个方子，上面只写了甘草、小麦、大枣三味药。那男子半信半疑地拿着方子去抓药，临走前，又补充说："她夜间还经常出汗。"王怀隐点头道："嗯，知道了，先治好脏躁症再说吧。"

几日后，妇人病愈，前来拜谢王怀隐。他关切地问："今天是来治盗汗症的？"妇人笑道："已一并痊愈了呀。"王怀隐暗自思忖："难道甘麦大枣汤也有止盗汗的作用？怎么以前没有听说过？"后来，他有意用这个方子又治了几个盗汗症的患者，但都没有什么效果。他感到更加奇怪。正在这时，门外传来了吵闹声，王怀隐出去，看到店堂小伙计与张大户正在争吵。伙计一手抓着张大户，一手里握着一把干瘪的小麦，正在嚷嚷："上次你给我们的就是这种麦子，今天怎么又是？这种小麦我们怎么能收呢？你别觉得作药就可以将就，这瘪麦子你还是拿回去吧！"王怀隐想起上次治那妇人脏躁症时就是用的这种瘪麦子，便急忙上前问道："张兄，你这麦子是？"张大户顿时涨红了脸，说出实情："这是漂在水面上的麦子，我不舍得扔，想着作药材估计没太大讲究，便送到这里来了。"王怀隐心中明了，就吩咐伙计说："暂且收下吧，另外放置，并标上'浮小麦'三个字。"

后来，王怀隐用这浮小麦试着治了几例盗汗、虚汗症，果然治一个好一个。于是，他在编《太平圣惠方》一书时，也将浮小麦的功效记入了其中。从此，"浮小麦"作为一味药材便沿用至今。

枸杞的故事

《太平圣惠方》一书还记载了其他药物的有趣故事，如枸杞。

据书中记载，一天，有位使者奉命去西河办事，在路上碰到一个年轻女子手拿竹竿在打一位白发苍苍的老人，老人弓腰驼背、前躲后藏，很是可怜。使者见状，非常气愤，下马挡住那女子责问："此老者是你什么人？你竟然这样对待他？"那女子回答："他是我曾孙子。"使者惊呼："什么？"转而又问："那你为什么要打他？""我家有好药，他却不肯服食，年纪轻轻的就变成这样了，你说他该不该打？"使者更好奇了，问道："他年纪轻轻？多大了？""85岁。""那您呢？""147岁。"使者又上下仔细打量这个女子，发现她看起来年纪虽轻，穿着与装扮确实是早年的，便有几分相信。又见老人连连点头，对女子唯唯诺诺，言听计从，便进一步问道："您说家里有好药，能否告知是什么药呢？"女子说："我家的好药就有一种，春名作天精，夏天叫长生草，秋天称作枸杞子，冬天名为地骨。按照四时不同需要来采取服食，最终可以和天地同寿呢！"王怀隐也非常重视枸杞的疗效，常以此为百姓治病。

羊羔补酒的传说

据说，宋朝开国皇帝赵匡胤，陈桥兵变当了大宋皇帝，但身体却一天不如一天。主要由于前十几年戎马生涯，南征北战，损耗元气，尚未得以恢复，后身为君王，整日劳心劳神，再次大伤元气。赵匡胤每次上朝感觉力不从心，而下朝归来，看到自己脸上皱纹，双鬓白发，再加上腹部隐隐作痛，便不胜烦恼。最终导致不思饮食，夜不成寐，懒理朝政。这样一来，可急坏了满朝文臣武将，太医院御医更是手忙脚乱，频频会诊。但无论是御医开的补气、补血或是气血同补的方子，均无任何效果。野山参、灵芝、鹿茸等名贵中药吃了许多，病情却不见有任何好转。御医们绞尽脑汁，想出了稀奇的药引、苛刻的忌口，但都无济于事。赵匡胤一怒之下，杀了好几个御医，并下旨如不能医好疾患就杀掉所有御医，吓得御医们惶惶不可终日。

这时，王怀隐路过汴京，听说天子怒杀御医，动了怜悯之心，自荐进宫给赵匡胤治病。他见天子形容消瘦，双目无神，语音低沉，而诊查脉象沉弦无力。又向御医、御膳大师、近身太监、宫娥等人了解皇上饮食起居等情况后，认为皇帝是由于劳累过度，大伤元气，再加之整日烦恼焦虑，肝火上升，而导致疾患缠身。御医们用人参、鹿茸进补，恰似火上浇油，那些稀奇的药引、苛刻的忌口更是故弄玄虚。王怀隐并未急于给皇帝开方抓药，而是禀告说三日后回复圣命。他回到寓所，仔细思考相关疾病的治疗方法，查阅之前治病的医案笔记，并把自己所收藏的医书、秘方等全部看了一遍。当看到"彭祖得长寿，借助羊羔酒"十个字时，王怀隐豁然开朗。于是，他亲自抓药，选用肥嫩的羔羊肉，以精糯米加酒曲和红花、杏仁等多味中药一同酿制，将这些东西密封于酒缸中，三日后开封，刚打开盖子，便有一股浓郁的芳香迎面扑来，缸内橙黄色的酒液似琥珀澄清剔透，味道甘甜醇厚，如琼浆玉露。王怀隐心花怒放，马上用青瓷坛盛酒，送入宫中。这时赵匡胤正面对着丰盛美食，却无一点食欲，愁眉深锁。当王怀隐打开酒坛的盖子，清冽的酒香飘出，赵匡胤为之精神一振，迫不及待地接过酒坛，喝了个精光，并连喊"好酒！好酒！"一会儿便有了睡意，美美地睡了一晚。等到第二天醒来时，赵匡胤已感觉神清气爽，身体似乎有用不完的劲儿，与昨日判若两人。从此赵匡胤将羊羔美酒当作养生至宝，一日三餐，都会随时饮用。这样，每天无论怎样操劳，也再无疲倦之感了。

父子医官有孙氏

孙用和

孙用和，即孙尚，北宋医家，原籍卫州（今河南省卫辉市），后迁居河阳（今河南孟州）。孙氏为一儒医，熟读经学，精通医理。曾在民间行医，开方用药，疗效显著，远近闻名。据说，光献皇后尚未入宫时，其叔父在河阳做官，她也曾在河阳住过一些时日。她当时身体欠佳，有病时便常请孙尚前去治疗，每次治疗都得痊愈。入宫后有一天，光献皇后又患病，宋仁宗宣太医治疗，却无任何效果。仁宗非常着急，这时，皇后提到之前给她治病的孙尚。仁宗紧急宣诏，孙尚前来诊治后，皇后的病果然痊愈，孙尚便被授以尚药奉御、太医令充医师等职。在任职的十几年间，孙尚不仅为医师讲授医经，且著书立说。著有《传家秘宝方》3卷。另外，其他书中还曾记载有《孙尚药方》《传家秘宝脉证口诀并方》等，疑均为《传家秘宝方》的异名。孙尚医书影响较大，在宋代《证类本草》和金代《广济后方》等书中都有引用，还曾传入日本。其子孙奇与孙兆都是进士出身，且均通晓医道。孙奇官至尚书部官员外郎，孙兆任将仁郎守殿中丞、尚药奉御丞等。嘉祐二年，仁宗皇帝设校正医书局，孙奇与孙兆均为其中主要成员，参与校正《伤寒论》《金匮玉函经》《备急千金要方》《千金翼方》《外台秘要》等重要医书。

孙兆

孙兆，北宋医家，河阳（治今河南孟州）人，出身医学之家，为孙尚之子，在中医药方面颇有造诣。仁宗嘉祐二年，奉诏于编修院校正医书，他广泛寻求各种版本，更四处寻访佚书，进行审慎的思考与严密的校正。到英宗时，完成《外台秘要》的校正并呈报给仁宗。孙兆校书有自己的见解，如在校正《外台秘要》时，曾给此书以高度评价："得古今方，上自神农，下及唐世，无不采撷，……诸方皆机密枢要也。"但也指出王焘言论中的一些问题，如王氏只收录灸法而不取针法，并说针能杀人，不能起死人，这些都被孙兆指为医之蔽。后来他又和林亿等人整理《黄帝内经素问》，校正其中的错误之处，增加注释与考义。孙兆对于《黄帝内经》《伤寒论》等都颇有研究，著有《伤寒方》《伤寒脉诀》《素问注释考误》等，未见行世。

《医学入门》中曾有孙兆治愈耳鸣一病的记载。说当时有一个大官患了耳鸣，孙兆诊视后，说："这是因为心脉太盛，致使肾脉不能归耳。"于是用凉心之药物，使肾脉复归，此人耳鸣马上就痊愈了。

嘉祐八年二月，宋仁宗患病，医官宋安道等为皇帝医治，治了很长时间却无效果，仁宗怒，将其降官。又宣御医孙兆、单骧，二者经过详细诊治，谨慎开方，起初用药都很有效验。可是，三月里的一天夜里，仁宗病情突然加重，急忙召二人前来诊视，可是无论服药还是针灸都无丝毫作用，仁宗不治而亡。英宗大怒，要诛杀孙兆二人。大臣们为他们开脱，反而遭到宋英宗更严厉的训斥。最终，赖皇太后求情，二人死罪才得赦免。结果，孙兆被贬官池州（治今池州市西），单骧被贬官峡州（治今湖北宜昌），同时受牵连的达十几人。此事在宋人笔记中多有记录。

扶摇直上王继先

南宋医官王继先，《宋史》记载其为河南开封人，1098 年出生于医学世家。其祖上曾传有一味灵丹验方名曰"黑虎丹"，能够治愈多种顽疾，效果甚佳。一传十，十传百，不久其家即远近闻名，被称为"黑虎王家"。王继先深得家传，且天资聪敏，加上自己无论是治学还是治病都极勤奋用心，医术越来越高，名气也逐渐大起来。

据说建炎年间的一个夏天，宋高宗赵构患了腹泻的毛病，一天拉五六次，气力全无，心中烦躁异常，当时各个御医均束手无策，龙颜大怒，于是张榜在全国范围内寻找良医。一大臣闻知此事，引荐了当时的民间医生王继先。王继先来到宫廷内，为高宗做了详细的诊查，之后又仔细阅读了御医们所制定的方案，看到各种方药配比环环相扣，并无丝毫破绽。王继先不禁疑惑："按说这样的治疗方法应该对皇上疾病有作用啊？为何反而不行呢？"他若有所思地看着高宗，发现其唇有微干之象，于是顿有所悟：皇上泻痢如此频繁，大大地耗伤津液，这时又值炎夏时期，酷暑难耐，或许未得进食。这恐怕不是方药所能治好的，不妨试一下食疗之法。虽然有了这种念头，但他又怕以自己如此卑微的出身，施法不慎会惹怒高宗。转而一想，便向高宗请求道：自己远道赶赴京城，如今饥渴难耐，头热昏眩，能否赏赐西瓜让自己一解消渴？得到皇帝的恩准之后，他便当众捧着鲜艳的红瓤翠瓜大口大口吃起来。高宗本被御医忌口多日，正饥渴难耐，如今一看王继先吃着汁水淋漓的西瓜啧啧有声，不禁食欲大动。王继先窥探圣意，便恭请高宗食用。于是高宗不容御医们劝阻，便拿起西瓜吃起来，不多一会儿，感到腹中肠鸣气转，齿颊生津，脾胃沁凉，通体舒泰。到了傍晚，腹泻的毛病竟完全消除了。第二天，王继先又给高宗开方略加调理，疾病完全治愈。由于食用西瓜后身体便感觉舒服了许多，高宗对此非常好奇，便找来王继先询问。王继先说："通过诊查，我知道圣上您所患的是暑湿症，但不敢妄自下药，于是以西瓜来诱导治疗，因此物有清热解暑、利尿止泻的功效。"高宗听后称赞说："卿用食疗的方法治愈寡人的疾病，比之其他医生更高一筹啊！"

从此，王继先就被留在了宫中，成为皇上身边的御医，人称"王医师"。之后，他凭借自己高超的医术获得步步高升，被授予和安大夫、开州团练使等职。后来，高宗染了"海气"，王继先治疗效果非常好，被授荣州防御史一职；显仁太后感染疾病，王继先多次为其治愈而被任命主管翰林院医官；金兵突袭扬州，高宗半夜仓皇而逃，因惊吓过度患了阳痿，十分痛苦，王继先给服淫羊藿等药物，获得奇效，皇帝又给他加官晋爵……

王继先如此飞黄腾达、扶摇直上，很快便引起朝廷内外特别是老臣们的极力反对，但由于高宗对他的绝对信任和太后、贵妃等人的一再举荐，并没有能阻止他晋升的脚步，后又被授予右武大夫、华州观察史等职，最后直做到奉宁军承宣使、昭庆军承宣使等高官。不仅如此，其妻郭氏被封为郡夫人，三个儿子王安道、王守道、王悦道也分别被加封为武泰军宣使、朝议大夫、朝奉郎直秘阁，就连其孙也被授承议郎直秘阁一职。

后来，因为众大臣的一再弹劾与冒死进谏，高宗才在万般无奈之下听从了他们的意愿，将王继先及其家族子孙统统罢官，贬到福州，并没收其全部家财。在王继先和家人去往福州的路上，与曾有一面之缘的同族之叔祖正好投宿在同一家旅舍，二人饮酒小酌。因叔祖素知王继先有医名，便请求其查脉诊病。王继先诊脉后，面有难色，说："既已查看，不敢不把所诊情况告知，您脉象与证候有异，这正是医书上所说的异象之类，故而或许当不久于人世，应该就在十日之内，您赶快回家尚可与家人见上最后一面。"当时此亲戚尚无任何疾病的征兆，心中对其诊断也颇为怀疑，但因其医名如雷贯耳，不得不信，当日便改变行程回家，刚到家仅几日便不治而死，当时人们都觉得不可思议。

王继先临证经验丰富，习用或创制了黑虎丹、蠲毒丸、壮阳散等很有效验的方剂，最大的贡献便是奉诏领衔和张孝直、柴源、高绍功等人一起重修了本草，名《绍兴校定经史证类备急本草》，简称《绍兴本草》。该书以北宋唐慎微的《证类本草》为底本，于绍兴二十九年（1159 年）成书，共 32 卷，释言 1 卷，其中收录了药物 1 748 种，新增了炉甘石、锡蔺脂、豌豆、胡萝卜、香菜、银杏 6 种中药。这部鸿篇巨制虽不如《嘉祐本草》等书以文献校正见长，但能根据临床实践和实际观察进行补充更正，同时明显注重了药性理论的渗透，颇有见地和价值，是南宋唯一也是宋代最后一部官颁药典性本草著作，明代李时珍在《本草纲目》中高度评价了此书。

郑开医家有许张

许希

许希，宋代名医，河南开封人。最初以行医为业，擅长针灸，有"许神针"之称。后来补入翰林医学。

景祐元年，宋仁宗突患重病，侍医想了各种方法多次进药医治，却无任何效果，急得团团转。这时，冀国大长公主想起许希，听说此人治病常获神效，于是就向宋仁宗推荐了他。许希被召进宫来，看到仁宗躺在床上，身体虚弱，昏昏沉沉，已经趋于无意识的严重状态。经过小心的诊视，制订了救治方针，认为应当针刺仁宗心下包络之间才能治愈。但因为心下乃重要脏器所在，如有意外，将危及皇帝生命，所以很多御医并不敢认同，众大臣及皇亲也为许希和皇帝捏着一把汗。许希却非常自信，他取来长针，小心翼翼地刺入仁宗体内，只见仁宗长长吐出一口气，苏醒过来。仅仅经过几次针刺，仁宗便大获痊愈。他从龙榻上起身下来，不但身体无任何不适，且感觉身轻体健。仁宗心中大喜，封许希为翰林医官，并赐给他大量财物。许希立即跪倒拜谢，之后，又向西参拜。仁宗十分纳闷，便问其缘故。许希说："我这是在拜扁鹊。扁鹊，是医师的祖师。我身为一名医师，有幸治好了您的病，这功劳并非全在我，如果没有祖师扁鹊的恩赐，我又怎能通习医术呢？所以，不敢忘记祖师的馈赠。"仁宗听了，觉得有理。许希说，希望以所得赏赐兴建扁鹊庙，仁宗大力支持，在开封城西修建了扁鹊祠，并封扁鹊为灵应侯，下令在庙中进行医学教育活动，后来，又将太医局设在祠堂旁边。许希后官至殿中省尚药奉御一职，著有《神应针灸要诀》1卷，今已佚。

庆历三年，延安郡王赵允升想把女儿许配给许希的儿子，许希也非常高兴。但是，赵允升为宋室宗亲，而许希只不过是一名伎官。这种非门当户对的联姻便遭到了许多当权大臣的弹劾，理由便是：许希不是士族，以他的地位无法与宗室匹配，这种联姻不符合宗室之制，扰乱了宗室的纯洁性。宋仁宗虽然得到过许希的救治，也非常欣赏他的才能，但想到他毕竟只是一名伎官，便接受了诸大臣的建议，下令解除了这门婚事。

张锐

张锐，字子刚，宋代医家，河南郑州人。官至成州团练使，却因医学技艺而有名望。曾担任太医局教授，治病很有胆识。

政和中，一妇人得伤寒，医家屡次治疗无效，病情日渐严重，至傍晚已无任何气息。第二日，患者家人听说张锐治病有奇效，抱着试试看的心理找到他。张锐通过诊查，发现患者虽已无呼吸，但面色微赤，判断尚可救治。便开出处方，命人调制好，将药物灌入患者口中，不久患者体内呼呼作响，张锐让准备好便盆，果然，患者大泻，苏醒过来。张锐又开了一剂平胃散，患者服后竟然日渐好转，终至痊愈。

《夷坚乙志》中记述了张锐的另一则医案。蔡鲁公的孙媳怀孕数月，临近产期时忽然患病，请了许多医家，都认为是患了伤寒，以泻下之法医治又怕使腹内胎儿堕下，都不敢开药。无奈之下，遍求诸医，找到了张锐。张锐诊视后说："胎儿足月，已经到了将产之期，有什么药能够伤及呢？"便以治疗伤寒的常用方法来开药。半日左右，小孩子生下来，患者疾病也似痊愈。产妇家人都松了一口气，对张锐感激不止。然而到了第二天，产妇突然大泻不止，喉中似堵塞而无法入食。产妇家人大惊，其他医家也都指责张锐，并说导致这样的结局便很难医治了。因为泄泻为寒，喉痹为热，两症交加，一寒一热势如水火，且患者尚处于产褥期，身体虚弱，即使是华佗再世、扁鹊复生，也难以救活。张锐却自信满满，说："不用担心，我开一种药便可使其即日而愈。"众医者不信，都摇头叹气，认为张锐是在说大话。只见张锐取来药丸几十粒，让患者服下。没有多久，患者泄泻停止，喉痹也渐至好转。众人惊奇，蔡鲁公问道："不知这是什么药啊？何书记载？这么神奇，竟然一剂药物治好了两个病症！"张锐回答说："经书中并无记载一药治两病的良方，我只是根据病情考虑，自己揣测而用此法。刚才所用的药为附子理中丸，用紫雪丹进行包裹。喉痹不通，必得用至寒之药，所以将紫雪丹裹在外，经过喉部便发挥出药力。既已下咽，则基本完全消释，无甚药力，到腹中后，便主要是附子理中丸的热力在起作用了，所以，虽然看似一种药，却治愈了两方面的疾病。"众人听后，都大为惊异，心服口服。

张锐著有《鸡峰普济方》一书刊行于世。他在书中强调情志因素在发病中的重要地位，如指出噎膈是神思间病，唯内观自养者可治，此语深中病情，历代医家奉之为经典，论治本病每以此为基。"此病缘忧思恚怒，动气伤划，气积于内，气动则诸证悉见，气静则诸候稍平，此乃神意间病也。"并提及情志因素在养生中的重要作用："每体不安处，则微闭气，以意引气到疾所而攻之，必瘥。"《鸡峰备急方》中也记载了一些特殊的治病案例，如"察见牙齿日长，渐至难食，名曰髓溢病。用白术煎汤，漱服即愈"。

师徒名医显宋王

宋道方

宋道方（1048—1118），字毅叔，拱州（今河南睢县）人，寓居南京。家中贫穷，因此辍诗书而改学医术，以医而名闻天下。

据王明清《挥尘余话》中记载，宋道方治病奇效，然而他有一个规矩，便是无论是谁患病，都坚持不上门医治，必须患者自己前来诊治。于是，在宋家，经常会看到很多患者相互扶携着来求诊。政和初年，郡守田登的母亲病情危重，田登接连找人传叫宋道方，宋氏仍旧不至。田登大怒，说："假使母亲过世，我也得因丁忧而离开任上，杀了这个人也不过遭受一番斥责罢了。"（当时任职官员因父母过世，需要卸任，丁忧三年。）因此便遣人将宋道方擒来押至廷下，呵斥说："三天之内如若不能治愈母病，那我就要将你诛杀来殉葬。"宋道方看此情势，便不紧不慢地说："请让我来诊查一下。"经过一番诊视，说："此病还能治愈。"开了几剂丹药，田登母亲服用后果然痊愈。田登大喜，致歉说："我因一时心急而侮辱了先生，希望您能原谅！我当尽力洗刷您先前所受的耻辱！"于是以千金来酬赏，并用自己的太守车将宋道方送回家，且在路上鼓乐大作，以示隆重之意。田府欢喜热闹了十多天，这一天，田母正与家人闲话家常时，疾病忽然再次发作，紧急之下，田登马上命人去找宋道方。不久，侍者赶回来，说宋道方已全家逃遁，室中不见一人。后来找了很多医生，也都无法医治，最终田母过世。原来宋道方在给田母诊治时，已知道她病入膏肓难以医治，但由于田登之言在前，不得已，只有先用药物维持田母的生命，以便为自己争取逃走的时间。从中可看出，当时宋道方已经掌握了暂时维持生命的疗法。

政和五年，宋道方留住在洪州（治今南昌）。这时，另外一位名医朱肱因"坐书苏轼诗"，被贬至达州（今四川达县）。第二年，复职朝奉郎洞霄宫。在他从达州返回京师的途中，路过洪州时听说了宋道方的医名，便带着自己所作的《伤寒类证活人书》前来求教。宋道方见到朱肱，也非常高兴，盛情款待并与他详细探讨医学，指出了朱肱书中数十条错误，并且列出依据。朱肱大惊，当日便离开宋家，回到京师后重新详细参验，修改了100多处，20年后才刊行此书。朱肱也因此书而得医学博士之位。

王贶

王贶，一作王况，字子亨，宋代考城（今属河南兰考）人。本为士人，后拜宋道方学医，并做了宋道方的女婿，尽得其传。王贶技艺精湛，尤其擅长针刺治疗疾病，曾以一针治愈患者舌伸不回的奇疾，名声大噪。宣和年间被授予朝请大夫，因此人称"王朝奉"。王贶著《全生指迷论》（世称《全生指迷方》）4卷，已佚，现有版本系从《永乐大典》中辑出。

据说，王贶刚到京城开封时，处境困顿。有一天，一盐商因看到新颁布的法令而受到惊吓，舌头吐出就再也不能缩回，无法进食，找遍京城里的名医，竟然无人能够治疗，这样过了十几天，身体一天比一天瘦弱。正当盐商家人无可奈何，想要放弃的时候，王贶找上门来。他听说这种奇怪的疾病，便自告奋勇前来施治。盐商家人看到王贶这么年轻，心中有些疑惑。但王贶言辞恳切，况且又无其他人能够治疗，盐商家人便将他让进屋内。王贶乍一看盐商的症状，便大笑道："京城名医汇集，竟无人能治这种小毛病？"只见他不慌不忙地取出针具，向患者舌底刺去，抽针出来的时候，患者像是泄了气的皮球一样瘫软在椅子上。盐商家人见状，非常紧张，纷纷指责王贶的冒失，而王贶只是微微笑着，并不急于辩解。正当盐商家人义愤填膺时，患者发言阻拦，大家才惊奇地发现他的舌头已经能够伸缩如故了。盐商家人大喜，以重金酬谢王贶。王贶的名声也因此传开来。

汗吐下法张从正

张从正（1156—1228），字子和，号戴人，睢州考城人，金元时期著名医家，金元四大家之一。张从正从十几岁便开始学习医术，20 岁左右开始四处行医，曾经到过陈州、徐州、开封、归德等数十个州府县郡，治病经验丰富，经常救治疾患于危难之间，深受老百姓的爱戴。据说张从正小的时候酷爱学习，对于经史百家等书籍多有涉猎。而且为人性情豪放，平素喜欢作诗饮酒。因家中世代以医为业，对医学更感兴趣，小小年纪便通读《黄帝内经》《难经》《伤寒论》等中医经典著作。在金宣宗兴定年间，张从正被召到京都太医院工作，但由于看不惯官场的蝇营狗苟，不久便回归家乡，和徒弟麻知几等人边为百姓治病，边游学于外，期间接触到了一些其他医家，相互间切磋讨论，更提升了医技。几年的时间张从正便名声在外。晚年，张从正由于不满金朝统治，隐居民间，过着"一张琴，一壶酒，一溪雪，五株柳""纸窗土炕醉复醉，日夕间醒吞五斗"的生活。

张从正和刘完素是同时代人，但张从正年龄较小。他对刘完素的理论非常赞赏，并且和自己长期积累的治病经验相结合，善用攻下之法。张从正认为邪并非自身所具有，而是从外部侵入，因此想要治病先要祛邪。提出"汗、吐、下"攻邪方法，指出邪去正自安。反对不根据病证而一味运用补法进行治疗，认为那样不但容易留邪，且能助邪伤正。但张从正又十分重视人体胃气的盛衰，在泻下祛邪之后总以调补胃气为其主旨。其理论多在著作《儒门事亲》中有所体现。此书取名之意是："唯儒者能明辨之，而事亲者不可以不知医也。"正与儒家所持有的"不明医术者，不得为孝子"之思想一致。《儒门事亲》共有 15 卷，成书于 1228 年。书中前 3 卷是张从正亲自撰写，其余各卷则是由张从正口述，经其弟子麻知几、常仲明记录整理完成。各卷都由多篇论文汇编而成，每卷又含有数篇论述，有说、辨、记、解、诫、笺、诠、式、断、论、疏、述、衍、诀等体裁，包括"事亲"本书、治百病法、十形三疗、杂记九门、撮要图、百法心要、三法六门等。

张从正以汗、吐、下之法治疗患者，经常获取神效。

有个叫常仲明的人得风湿有六七年的时间了，张从正用涌吐的方法让其吐，继而又用下泻之法让其泻了六七次，并且告诉此人，每到春秋之际，必须要用上吐下泻之法来医治多次，才能去除病根。确实就像他所说的一样，这样上吐下泻了十多次，患者之病逐渐痊愈。

与此相似，张从正的女仆冬天有一日外出后到家，脸红得像着火一样，之后便开始腰胯疼痛，痛时像见到鬼神一样，且总想解大便。张从正为其把脉后说："这是少阳有火，该用泻法。"女仆服用泻下药，泻了十几盆，仍未痊愈。大家都觉得奇怪，认为有鬼神作祟。张从正大怒说："哪里有什么鬼神！"又开药让她大泻几十次，疾病慢慢好转，只是口渴，张从正任其饮水，服食西瓜、梨等水果。女仆饮了一两桶水，还是觉得腹部有些疼痛。张从正又针刺其阳陵泉穴，疾病才得以痊愈。女仆自己说："我得这个病每年都要泻五六次，只有今年没有泻，才会这样。"常仲明听说此事，才明白为何自己要每年泻十几次，病才痊愈。

吕君玉的妻子，才 30 多岁，便得了抽风病，经常在头晕目眩之后便开始抽风，手脚抽搐，几日不能吃东西。看了很多医生，都当成癫痫等病来医治，用一些祛风、温补的热药，却无任何疗效。张从正看后却说，这是因为肝气太过而导致的，便先开涌吐之药，妇人吐出二三升的痰，之后又用泻下药让其泻了十几次，最后针刺百会穴，出血两杯终于痊愈。

一些看似与内部疾病毫无关联的症状，张从正用吐泻的方法也常能收到奇效。

青州王某有一子，才十几岁，经常眼睛红肿而流泪，看了很多医生都无法医治。张从正见到此儿，说："这个孩子得此眼病，是由于在母腹中时受到了惊吓。"孩子的父亲听后非常惊异，说："对呀，内子妊娠时，在临清地曾被围困，因此受到了惊吓。"继而问用什么方法可以医治。张从正让其服药，结果上吐下泻。大家都嘲笑道："没有治好眼病，倒是引发了肠胃之疾。"孩子的母亲也说："我儿腹中无病，为何让其这样上吐下泻呢？"到第二天，孩子的眼睛突然清爽起来，其父母见到都很惊讶："此法真是奇啊！竟然这样治好了孩子的旧疾。"后来，张从正又用针刺其头部与眉上，令其出血。又用涌吐药，上吐的量却逐渐减少了，再用泻下药让他泻了十几次，病再也没有发作。

有时，张从正会将汗、吐、下的方法同时使用，这种看似危险的治疗方法却也能有很好的效果。

郾城一个姓梁的商人，60多岁了，有一天早上起来梳头时，忽然感觉左手指发麻，不一会儿半条胳膊都是麻的，紧接着又窜到了整条手臂上，不到几分钟的时间，头部有一半都开始发麻了。等到梳完头，从两胁到脚都是麻的，之后大便有两三天不通。很多医生都说是得了中风病，有的施以药物，有的用针刺治疗，但没有任何缓解。后来找到张从正求治。张从正说："左手三部脉象是右手三部脉象的1/3，这是枯涩痹证，不能完全归于风证，还有火燥之证交杂其中。"于是开药让他上吐下泻外加出汗，酸麻感马上便减轻了。后来又用辛凉润燥之剂来调理滋润，患者症状好了很多，只有左手小指次指还有些麻。张从正说："病根已去除，这只是残余的疾病，可以针刺溪谷穴。"针刺过后，患者感到手热得像着火一样，麻感却没有了。疾病就这样痊愈了。

张从正汗、吐、下之法，并非一味地泻其外邪，经常会以温补相佐，补泻兼施，以达到更好的治疗效果。

有一姓杜的修弓匠，他的儿媳妇30岁，怀孕半年多了。每次腹痛就叫来接生婆，认为是将要生产的征兆，但是最终却并未生产。这样很多次了，于是来请教张从正。张从正诊查其脉象，感觉又涩又小，不像是孕妇所应有的滑数脉，便判断说："这是腹内有积瘤，并不是有孕，应该用泻下的方法来治疗。"妇人一家听了有些失望，但又担心医生如果看错，就要失去腹内的婴儿了，犹豫不决。张从正看后说："腹内积瘤与有孕的脉象不同，不会断错的，况且如果不加以医治，会慢慢积累成更重的病，到时就难以治疗了。"妇人思考再三，终于同意治疗。于是，张从正用了大剂量的泻下剂，使妇人大泻多次，泻得差不多的时候，怕妇人因此气血亏虚，又用补气血调肠胃的药物来调补。补了三四天后，正气渐渐恢复，又开始用大量泻下之药，药后红、黄、白的浓稠之物交杂泻下。妇人每次去厕所，只要用手向下推揉腹部，脓血便顺随而下。这样，隔几天用一次下泻之法，治疗了两三次，患者病情好转，月经正常，不到20天的时间里，积瘤就完全消失了。

张从正有一表兄，得了大便干燥的毛病。没有其他症状，就是不敢吃饭，因吃饭后排大便非常困难，就像是石头堵在那里一样。三五日去一次厕所，眼冒金星，鼻中出血，肛门连着肠子都感觉疼痛，痛极则发昏，感觉比妇人产子还要痛苦。刚开始还服用一些如巴豆、大黄等泻下药，但服药泻下之后，慢慢地大便反而变得更加干燥，下次疼痛更严重。就这样很多年，不敢再服用泻下药，只卧床等待死亡。张从正诊其脉象滑实有力，便用泻下药让他泻，之后马上让他服用一些补气润燥的药物，并嘱咐他多吃菠菜、葵菜等蔬菜，并用猪羊血做汤服用。3个多月后，这位表兄不但疾病痊愈，并且身体也渐渐壮实起来，亲戚见到后都感到惊讶。

张从正有时会先调理患者的肠胃，补其正气后再用吐泻的方法治疗，也有很好的效果。

棠溪李民范，得了咯血的病，经常无缘无故地咳嗽而引起吐血。张从正用调理肠胃与补血药，患者就不再吐血了。接着，又用吐泻之药，患者泻下三四次后又吐了一碗血。如果是一般医生，一定会怀疑自己的治疗方法而不敢再用药，但张从正没有，过一晚就又给他施用了吐泻药，结果患者大泻，直泻了十几次，病情好了大半。再用黄连解毒汤，加上补血调正药煎服，后又下泻多次终至痊愈。

张从正以汗、吐、下的方法治愈患者的案例逐渐流传开来，大家都认为他多用这种方法来治疗患者，并有人嘲笑说他只会用吐泻之法。一天，张从正和好朋友魏寿之去饭馆吃饭，碰到一个男子，此人眼睑上长了一个瘤子，靠近鼻子处，瘤子很大，下垂，颜色土灰，覆盖了整个眼睛，导致患者无法看东西。张从正对魏寿之说："我不等饭做熟，就能将这瘤子取下来。"魏寿之不信。张从正走到此人跟前对他说："我把这个瘤子给你取下来怎样？"这个男子说："别的医生都不敢割啊，您敢吗？"张从正说："我不是用刀将其割下来，而是用别的办法。"这个男子便答应了。张从正将他领到一个小屋子里，让他仰卧在床上，用绳子绑住他的小腿，再刺乳中穴让其大出血，之后让他用手揉眼，再刺他的瘤子，结果刺出一些像鸟粪一样的东西，瘤子马上变平了。当这个男子从屋子里走出来的时候，魏寿之大惊。张从正得意地说："我的技艺，怎么能让你们全部知道呢！"

张从正不仅针灸技术了得，对于情志疗法也非常看重，在其《儒门事亲》一书中保留了很多情志疗法的治疗案例。

一妇人思虑过甚，在两年时间里都不怎么能好好睡觉，结果导致心烦健忘、脾气暴躁等很多问题，找了很多医生治疗，都没有任何效果。她的丈夫一日与人闲聊，又谈到为自己妻子的病发愁，朋友中偶然有人提起张从正，说是正在此地，听说医名不错，建议去试试。妇人丈夫经过多方打听，终于找到张从正来为其妻子医治。张从正仔细地为妇人把脉后，对其家人说："两手脉象较缓，应该是脾有病，因思虑太过而得。"妇人家人非常欣喜，终于有人能够判断病情并医治了。"那要以什么药物治疗呢？"妇人丈夫问。张从正说："不用药物。"在座的所有人都无法理解，那么多医生用了各种药物都无法起效，这个医生却说不用药物，那该如何治疗呢？"古有言，怒克思，用怒气来抑制过度的思虑即可。"张从正接着说。众人都面面相觑，对于这种奇怪的治疗方法饱含疑问。张从正见到众人如此，微微一笑，说："放心，定有奇效！"于是便和她家人商量如何用怒气来刺激她。众人也只有抱着试试看的态度来配合治疗。治疗开始，张从正每天都当着妇人之面，向他们家索要许多钱财，有时说是中间治疗需要，有时说是药物本身贵重，妇人虽然心疼也只能忍下。但却见他不开一方，只是每日饮酒作乐，这样过了很多天。有一天，妇人终于忍不住了，唠叨了张从正几句。张从正竟然不辞而别。妇人听说后大怒，出了一身汗，当天晚上就感到眼皮困重，十分疲倦，不久就熟睡过去，几天未醒来。这天，家人正在为此担心，妇人却醒转过来，刚睁开眼便嚷嚷着饿了，要吃东西。家人一看大喜，妇人自此后便渐渐康复。

张从正还将情志疗法的理论加以完善，提出"悲可以治怒，以怆恻苦楚之言感之；喜可以治悲，以谑浪亵狎之言娱之；恐可以治喜，以迫遽死亡之言怖之；怒可以治思，以污辱欺罔之言触之；思可以治恐，以虑彼志此之言夺之。凡此五者，必诡诈谲怪无所不至，然后可以动人耳目，易人视听。"不但肯定《黄帝内经》所言的"怒伤肝，悲胜怒；喜伤心，恐胜喜；思伤脾，怒胜思；忧伤肺，喜胜忧；恐伤肾，思胜恐"，且认为只有"表演"真实，让患者相信，才能得到确切的效果。

许州襄城滑撄宁

滑寿，元末明初医学家。字伯仁，晚号撄宁生。祖籍襄城（今属河南），其祖父时迁居仪真（今属江苏）。

据考，滑寿本姓刘，从医后才改姓滑，所以，据说在淮南多称滑寿，在吴中（今属江苏）叫伯仁氏，在鄞城（今宁波鄞州区）叫撄宁生。撄宁之"撄"，有扰乱、干扰之意，这里是说希望不为外界所扰，达到心情的宁静，是道家所追求的较高境界。《绍兴府志》中曾记载有叶逢春之言："寿盖刘文成基之兄，易姓名为医。文成既贵，当劝之仕，不应而去。"从此言中可知，很可能滑寿是刘基（刘伯温）的哥哥，后来改姓为医。刘基做了明朝开国功臣，曾经去看望滑寿，并劝他出仕，但滑寿并未答应。在洪武八年刘基病逝之时，滑寿曾作《望卷悲》赋十章，其中有采办祭祀所需的蒿草并赴京奔丧的内容。所以，传说中曾认为滑寿是刘基同母异父的兄弟。

另根据《仪真县志》记载，滑寿小时候非常聪明，曾经拜学省①韩说为师学习诸子百家，每天可记诵千余言的文章，擅长作诗文。元朝时曾以时名②被乡里举荐，但由于对做官从政没什么兴趣而作罢。后来逐渐对医产生兴趣，正逢镇江名医王居中客居仪真，便拜其为师学习医术，精读《素问》《难经》等古医书。然而

---

① 学省：太学。古代中央政府设立的国学。
② 时名：当时的声名或威望。

在阅读中，滑寿发现《素问》版本多错讹之处，其中内容也不便于翻阅，于是按脏腑、经络、脉候、病能、摄生、论治、色脉、针刺、阴阳、标本、运气、汇萃十二方面将其重新进行整理，编写了《读素问钞》3 卷，对后世研究《黄帝内经》有较深影响。滑寿又撰写《难经本义》2 卷，对《难经》中的内容进行订正与注释。除对经典古书有研究外，滑寿还精心研究了张仲景、刘完素、李东垣等医学大家的理论，将诸家融会贯通。滑寿后来还跟随高洞阳学习针法，对经络之学产生浓厚的兴趣，并采用《黄帝内经》等书中有关经络的理论，根据自己的理解，将督、任二经与十二经相提并论而成十四经，著成《十四经发挥》3 卷。在《素问》《灵枢》的基础上，考证腧穴 657 个，对其阴阳往来、骨孔驻会，都加以详细的注解。此外，滑寿的著作还有《本草韵合》《伤寒例钞》《诊家枢要》《脉诀》《脉理存真》《撄宁生要方》《医学引彀》《撄宁生补泻心要》《医学蠢事书》《滑氏方脉》《滑氏医韵》《麻疹全书》《痔瘘篇》《滑伯仁正人明堂图》等十几种之多。他所治疗的几十则医案，收入了朱右所著的《撄宁生传》中。

滑寿不仅精心钻研医学理论，也将这些理论用于实践中。他医术高超，治疗疾病总是能收获奇效。

据传有一次滑寿南游于余姚地区，经过何家闳村时见有一行送葬之人，抬着一口黑漆棺材通过，后面老人掩面哭泣。一问之下，得知棺内人是其女儿，因病医治无效死亡。白发人送黑发人，自是十分沉痛，路过的人也都侧目悲戚。滑寿也为死者及家属感到很难过，但当他走过棺材旁边时发现，棺下有鲜血滴落。滑寿赶快叫停送葬之人，说棺内之人还活着，要求打开棺盖进行救治。开棺是对死者的大不敬之举，众人都有些犹豫，但见滑寿言辞非常恳切，便决定开棺一试。打开棺盖后，滑寿用针刺入患者的几个穴位，只见已经无呼吸的死者眼睛慢慢睁开了，周围的人既惊讶又兴奋，那一家人更是对滑寿万分感激，欲叩头相谢。之后，滑寿名震乡里，大家都认识了这位神医，并将村里最漂亮贤惠的少女汪如春嫁他为妻，希望能挽留他。据说，从此，滑寿就安家于这一地区。

滑寿多年行医于江浙间，治疗了很多患者。他医德高尚，无论患者家境贫富，只要有所求便立刻前往诊治，救活了很多人，在江浙一带负有盛名。《绍兴府志》

说滑寿能够决死生，与朱丹溪齐名。被朱元璋誉为"开国文臣之首"的明代著名文学家、史学家宋濂也认为江南各医家，无有能出其右者。《明史·列传·方伎传》称"江浙间无不知撄宁生者"。

一患者在七月大暑之季忽发热病，找来医生救治，医生认为是夏季中热邪而致，应发散体内之热，于是给他开了小柴胡汤 20 多剂。患者刚服用了 2 剂，却全身发热，大汗淋漓，虚弱得无法言语了。家人马上请来滑寿。滑寿诊查出其脉象非常微弱，说："这是因升发太过而导致体内过于虚弱。"于是开了真武汤给患者服用。在服用了七八剂药以后，患者痊愈。

一个很有名的人物患了消渴证，当时请了很多医家会诊，滑寿恰好不在此地。众医家都认为，消渴为肾阳虚衰而不能上蒸津液，致使津液随小便流下，于是便开了温补肾阳的药物。但患者服药后似乎口渴更厉害，连旧有的眼病也复发了。患者本来挺胖，服药后日渐消瘦。其家人无奈，日日在滑寿门前等其归来。滑寿回来后，马上对患者进行了诊视，摇头叹息道："此乃肾水不足之证，当济之以水，怎能水不足反而用火来温补呢？"让患者完全放弃原来所服的温热之药，改用寒凉之剂。先用苦寒药降其温药之毒，然后再用滋肾水的清凉之剂，大约 1 个月的时间患者就痊愈了。

《医学入门》中曾记载一医案。一妇人患寒疝证，从脐以上至心腹，都感觉胀满疼痛，尤其两胁疼痛更厉害，还不时地呕吐，心中烦闷，吃不进饭。滑寿对其诊查，发现其两手脉象均为沉涩。滑寿说："这是因为下焦肝肾寒重，致食不能下，应该以温补肝肾为主。"马上用艾火为其灸章门、气海、中脘三穴，并开了延胡索、官桂、胡椒等温阳之药，配合木香、茯苓、青皮等行气化湿之药。患者刚服用了两三天，就有了明显的效果。

有时滑寿在用药时会加入一些特殊的引药，以达到救治的目的。

一年秋天，有一富家妇人难产，经受了 7 天的痛苦孩子却没有生下，吃饭也越来越少。无奈，请滑寿来救治。滑寿诊查后，开了些药，让人将门前桐树叶捣碎，与药同煎，并以凉粥送服。妇人服后不久，孩子就顺利地产下。有人很奇怪，问滑寿，为何药物要与桐树叶同煎呢？滑寿说："这个妇人所食过少，体内气不足，无法产下婴儿。而桐叶得秋天之气便会落下，我便是要以其下坠之气来帮助妇人生产。"此人听后恍然大悟。

滑寿治病除了用内服、针刺等中医常用疗法救治外，还经常会用一些特别的方法治疗，也能获得奇效。

一人患了伤寒证，医生开了发汗之药已经好转，唯背部异常怕冷，即使是大热天也要用多层丝绵包裹并坐于火源附近。用了很多热敷的方法都没有效果，过后反而感觉更冷。请来滑寿医治，滑寿看其脉象细弱如线，便用附子理中汤加炮姜、肉桂、藿香、附子等大量温热药，以大剂量让其服下。外用荜茇、高良姜、吴茱萸、花椒等大量热药，并以姜汁调好，敷其整个脊背，然后用纸覆盖住，避免受凉。待到药物稍稍干燥就换药。像这样调理了半月的时间，患者背部竟然再也不感觉到冷了。

有时，对滑寿治疗的记载已经到了几乎神话的境地。《绍兴府志》中曾载有两则医案。一妇人怀孕后经常腹痛，且疼痛难忍。滑寿在隔墙听到其呻吟之声，便对其家人说："此腹内是蛇妖，因此患者会常感疼痛。"于是用针刺其穴位，产下了很多条蛇，患者始得痊愈。又有一妇人，临产的时候难产，而且感觉心痛至极，滑寿看了说："这是腹内胎儿用手在抓妇人的心。"用针刺的方法治疗，妇人苏醒过来，一会儿孩子也顺利产下，只是小孩儿大拇指上有针刺的印记。"蛇妖""胎儿抓母心"，我们很难解释这是一种怎样的情况，或许只是说明滑寿高超的医术到了出神入化的境地。

滑氏可以根据脉象判断疾病的生死证候。有两个婢女，同时在七八月患了痢疾。其中一人身体大热，气喘烦闷，滑寿诊查其脉象数而有力，言其病危，已无法医治；另一人身体微微发热，小便通畅，脉象洪大但却虚弱，滑氏说此人可治，于是马上用泻下的方法，之后又用苦寒的药，该婢女果然痊愈。又有一人患病，经常咯出一些血痰，脉数而散，身体寒热交杂，滑氏认为此为二阳病，应为不治之症，患者果然在这年夏天不治而亡。

对于相同原因导致的疾病，滑寿采用同样的治疗方法，同样，对于不同病因病机产生的相似症候，他也能辨证施治，采取不同的治疗手段，最终都能有很好的效果。

滑寿在仪真时曾经救治过御史中丞的夫人。中丞夫人患小便不利，结果导致脘腹胀满，喘息不停，还口渴难耐。有一个比较懂医的人，让其服用瞿麦、栀子、黄芩等清热利尿的药物，不但没有治好小便不利，胸中反而感觉更加烦闷。于是请来滑寿，滑寿看其三部脉象都是弦而涩的，于是说："《黄帝内经》有云，膀胱乃州都之官，津液虽藏于其中，但要得气化才能形成。患者胸肺部的膻中之气不化，那么水液便无法流下。病因在于上焦的气化出了问题，下焦膀胱一再利尿也徒然无益啊。还是应该治疗上焦心肺。"于是开了真武汤并配伍大量的枳壳与桔梗等行气化痰药，用长流水煎煮。患者刚喝了一剂药，便小便通畅了，喝下第二剂药则感觉心气平和。三四剂药便完全治愈了疾病。

有一个60多岁的老妇人，患了小便淋漓不畅的毛病，同样感到小腹胀满、口渴。请滑寿来为其诊脉，脉象沉涩。滑寿判断这个病是在下焦血分，阴虚火盛而肾水津液亏虚，应当补肾。因而用李东垣创制的滋肾丸让其服用，马上便有了效果。这与上面一病案相似，同样小便不利，感觉小腹胀满、口渴，但一则治上，一则治下，都取得了很好的效果。

一个人在大暑天里肩背重物进入市区，刚到半路便开始吐血，在返家途中吐得更厉害了，并且胸部剧痛，身体烦热，头晕目眩，病势危重，昏倒在路边。很多人经过驻足观看，有的医生以为是思虑过多导致心神劳累的结果，认为其应服用茯苓补心汤。这时，滑寿正好路过，诊其脉洪而滑，说："这是由于在大醉饱食后负重前行，导致胃部血液壅遏，又加上暑气盛，被阻遏的血液在盛暑下被迫上行。"他先用犀角地黄汤以清热凉血，接着用桃仁承气汤泻其体内瘀血，又用祛暑热药，患者痊愈。

一个人遇到了一些不顺心事而得了怪病，心悸健忘，吃饭不香，口干舌燥，四肢发软，总是烦热汗出，小便白浊。许多医生治疗时都认为是劳累过度引起的肾虚证，想用温壮肾阳、补益精血的鹿茸给他组方。滑寿听说后，诊查了他的脉象，说："这是思虑过度而导致脾气虚弱，心阴亏损，应该用补脾安神之剂。"于是让其服用补中益气汤和朱砂安神丸。果然，患者服药1个月后病症完全消失。

一个 30 多岁的妇人，每到月经前三四天，小腹就像刀扎一样疼痛，并且全身一会儿热一会儿冷，大便溏稀，像墨汁一样。或许是因为这个病，一直无法怀孕，直到 30 多岁还没有孩子，请滑寿为其诊治。滑寿诊其脉沉涩欲绝，认为这是由于下焦寒湿之邪搏于冲任而引起。历来中医十分重视女子的冲任二脉，认为"冲为血海，任主胞胎"，只有二脉相交通，经血才能充盈。而后世医家也多认为，月经将来之疼痛，多为实邪，而月经期间的疼痛，多为虚证。这个妇人月经将来感到疼痛，是因寒湿之实邪与血相争因而作痛，寒湿生内浊，因此，大便黑如墨汁。滑寿便以散寒、除湿、理血的药物组方，让她月经前 10 天服用。连着服用 3 次后，妇人的病感觉大好，又服用了半月左右的时间，便痊愈。第二年怀孕生子。

滑寿以儒入医，不仅医术高超，且擅长诗文，因此常与当时一些名士结交。朱右、戴良、丁鹤年、宋濂、宋禧等都与滑寿过从甚密。他们诗文中也多提到滑寿，从中我们可以看到其风貌。戴良题滑寿像赞曰："貌不加丰，体不加长，英英奕奕，其学也昌。"可知其容貌俱佳，博学多才。而《明史》也描绘了滑寿老年的样貌："年七十余，容色如童孺，行步矫捷，饮酒无算。"滑寿卒于 1386 年，享年 83 岁，死后葬于余姚黄山九枝松。

校正医书掌禹锡

掌禹锡（992—1068），字唐卿，许州郾城（今河南郾城县）人，天禧年间进士。官至太子宾客。嘉祐二年（1057 年）与林亿、苏颂、张洞等奏请于直贤院，设立校正医书局。同一年，会同医官秦宗古、朱有章等，以《开宝本草》为蓝本，并与各家本草书籍相互校正，于嘉祐五年（1060 年）撰成《嘉祐补注神农本草》（简称《嘉祐本草》）一书，共 20 卷，收药 1 082 种，其中新增药物 82 种，新定药 17 种，并收录了当时各家本草书所记载的新药及医家习惯用药，保存了大量已经失传的本草资料。

《宋史》中掌禹锡有传。载其曾参加修身立言书法的考试并得了第一名，改任大理寺丞，再升任为尚书屯田员外郎、并州通判。后被提升为庐州刺史，还未去赴任，又被推荐做了侍御史。他曾上疏给皇帝请求严防西羌一族。当时朝廷内议论要大举进军西羌，掌禹锡借用历史事实来进谏说周宣王讨伐近邻的政策是正确的，而汉武帝远攻匈奴则应属失策，并且献上计策，建议增加步兵，裁减骑兵。按照旧的法律，推荐边疆守将，如果被推荐者贪赃犯法，推荐之人也会以连坐论罪。掌禹锡指出这种律法的弊端并上奏说："使用贪心的人还是用愚蠢的人，那是将领用兵的方法。如果推荐守边官吏还必须负责他的品行，那就没有人再敢推荐了。那些有才干、有本领的人又怎么能够出来为国效力呢？"皇帝觉得有理，后来便修改了这一律令。

之后，掌禹锡被调出朝廷，任提点河东刑狱。但又因杜衍推荐，再次被召回朝廷接受考核，任集贤校理，改任直集贤院兼崇文院检讨。历任三司度支判官、判理欠司、同管勾国子监等职。后又历任判司农、判太常寺。掌禹锡曾经多次主持开封府的国学进士考试，据说他所出命题非常奇特深奥，致使士子都非常害怕他，闻其名而锁眉，把他叫作"难题掌公"。

掌禹锡后升职任光禄卿，改做直秘阁。宋英宗即位后，他从秘书监升做太子宾客。御史弹劾掌禹锡年老多病不能胜任，皇帝怜惜他博学多才，拿弹劾的奏文给他看。掌禹锡惶恐不安，请求辞职，以尚书工部侍郎身份退休。

掌禹锡一生谨小慎微，持家勤俭，行为举止不拘小节，常乘劣马，衣服总是污垢不洁，言谈举止也与众不同，经常引人发笑，也常招致同事下属的怠慢与侮辱。甚至，在路过街巷的时候，被人们指指点点，谈论取乐。但是掌禹锡在地理、医学甚至周易等各个方面都有深入研究。他曾经参加修撰《皇祐方域图志》《地理新书》，在稽查考据方面功力深厚，并因此被赏赐三品官服。他爱好星象术数之学，自己推算生辰八字，并著有《郡国手鉴》1卷、《周易集解》10卷。

理学之家出郭雍

郭雍（1106—1187），字子和，河南洛阳人，出身儒门世家。其父曾任河东路提举、军器少监等，因主张抗金，反对议和而被贬抑，于靖康元年（1126 年）战死于永兴。其父曾拜程颐为师，跟从他学习儒道，并著有《兼山易解》《中庸解》等书。郭雍也跟从父亲学习儒学，对于经世致用之学非常精通。郭雍有一个兄长，字子言，担任夷陵（今属湖北宜昌）、秭归（今属湖北宜昌）二郡的通守（佐理郡务，职位次于太守），小的时候曾因体弱多病而喜好医术，遍访各地名医，与常器之、康醇道等当时医家都有交往，关系很好，因此对岐黄医道有深刻的领悟，并经常向郭雍讲授。郭雍受到父亲和兄长的影响，对儒学和医学都有深刻的理解。但是，郭雍所生活的年代，正是北宋向南宋过渡的动荡时期。面对国破家亡的战乱局面，郭雍退居山林，隐于峡州（今湖北宜昌一带），游浪于长阳山谷间，自己取号白云先生。乾道年间（1165—1173 年），当时峡州守臣任清臣、湖北统帅张孝祥都曾经举荐他，朝廷也屡次征召，但他一概不去上任，被赐号冲晦处士。宋孝宗知道他为人贤良，曾经问身边侍讲谢谔："郭雍的儒学造诣这么高，是不是原来也曾经见过程颐啊？"谢谔回答说："郭雍的父亲忠孝仁义，曾经拜程颐为老师，郭雍所学都是得益于他的父亲。"因而，宋孝宗经常对辅臣称道郭雍，并且命他所在的州郡每逢过节过年就要送上礼物并去慰问他。

郭雍对医学十分感兴趣，曾跟从太医常颖士（器之）学习，得到了系统指导与传授，之后，在诊断、治疗方面都能够得心应手。他非常看重张仲景的书籍，深入研究，并且参照《素问》《难经》《备急千金要方》《外台秘要》《类证活人书》及庞安常、常颖士等家的方论，编著了《伤寒补亡论》一书，共 20 卷，现存 19 卷，其中第 16 卷残缺。在《伤寒补亡论》中，郭雍提到，在春季暴发的温病，既有因为冬天伤于寒到春天发作的，也有感受当年春天的邪气而发作的。这对于后世将温病分为伏邪和新感两类，有重要的启示意义。他对于两感证、阴阳交、阴阳易及痓、湿病等，也相当精通，多发前人未发之论。

郭雍的易学代表作《郭氏传家易说》，成书于南宋绍兴二十一年（1151 年）。在书中，郭雍推崇二程之学，但又自成一家。《四库全书提要》里曾说，郭雍的这部书，虽说是沿袭其父的理论，但又多出于自己的心得。《宋史·郭雍传》中评论了郭氏易学的主旨：贯通三才，包括万理。朱熹与郭雍在学术上也曾有所交流，如在蓍卦方法上，朱熹力持的"挂扐法"和郭雍所推的"过揲法"不同，二人进行了激烈的辩论。

儒臣医家有阎程

阎孝忠

阎孝忠，又名季忠，字资钦，许昌（今河南许昌）人，一说大梁（今河南开封）人。北宋儿科医家。曾担任宣教郎。据说阎孝忠从小便体弱多病，后经儿科名医钱乙治疗痊愈，于是对中医尤其是儿科医学产生兴趣。之后师承钱乙学医，精心研求钱氏治疗小儿疾病的医术，并收集其医方及著作，编成《小儿药证直诀》一书，共3卷。另撰有《重广保生信效方》1卷，已佚。

阎孝忠在《小儿药证直诀》序言中，说明了他编书的过程：家传钱乙的旧方仅有10多个，后来在亲戚旧好中又得到数十条说证。之后6年的时间里，孝忠不断查访收集钱乙的方子，一直到京师后，才见到了完整的记录有钱乙处方用药的本子，然而却比较杂乱。经过了阎孝忠反复的删削、校正，这本书才得以传世。并且，阎孝忠在《阎氏小儿方论》中对钱乙的理论有所补充与发挥，不但整理了钱乙的方子，且发展了钱乙的理论，对小儿医学的研究做出了贡献。

阎孝忠不仅是名医，更是宋代有名的儒臣。建炎二年（1128年），金人攻打蔡州，当时身为守臣的阎孝忠听说后，先将其家眷遣往西平，而独自聚集军民死守城池。金人围困蔡州多日，终于将城的东南角攻陷，很多人从东面逃跑，剩余的大部分人被杀死。时汝阳县丞郭赞，身着朝服大骂敌人，不肯投降，被杀死。守臣阎孝忠也被抓住，但金人见其容貌丑陋并且身材矮小似侏儒，不知道他是守臣大将，反而让他做挑担的苦力，因而阎孝忠得以趁机逃命。

程迥

程迥，字可久，应天府宁陵人。生卒年均不详，约宋孝宗乾道末在世，人称"沙随先生"。

程迥很小的时候便失去了父母，孤独穷苦，漂泊无依，直到 20 多岁，才有机会开始读书。靖康之乱时，迁徙到绍兴余姚（今属浙江）居住。隆兴元年（1163年），进士及第，任扬州泰兴尉。后历任饶州、泰兴、德兴、进贤、上饶诸县官员，游宦江苏、江西等地，对当地百姓都有惠政。最终官至朝奉郎。

程迥推崇儒家的仁政，居官政宽而明，并且绥强抚弱。有一次，他所治县发大水，粮食无收，于是郡中要求上缴的税收也相应减少，但程迥仍然上报郡府说："这样是驱赶百姓流亡啊。不但税赋收不上来，百姓也不存于县籍了。"请求让全部罢免赋税。郡府官员说："考虑到以后，还是不能全部罢免，恐怕户部不会依从的。"程迥力论："唐代时只要大灾，粮食七成受损，便会免除所有的租庸赋税，如今粮食无收，还不全部免除赋税，不能算是宽政。"后来经过商议，才免除了所有的税收。

当时程迥所治境内有一妇人，给别人做佣人，每天纺线舂粮来奉养她的婆婆。婆婆也被妇人的孝心所感，每当吃饭时便将手放在额头仰天来为妇人祈祷。妇人的儿子帮别人放牧，也将所得到的好的饭食拿来给自己的祖母。程迥听说了这些事，非常感动，便将之报告给郡府，后来，郡府给他们家拨来了钱粮。

程迥曾跟从喻樗等学者学习道学，有《古易考》《古易章句》《古占法》《易传外编》《春秋传显微例目》《淳熙杂志》《南斋小集》等著述流传于世，深受朱熹的推崇，言其"著书满家，足以传世，亦足以不朽"。朱熹不仅十分欣赏其著作，且对其为人更是赞誉不已，说他"博闻至行，追配古人，释经订史，开悟后学，当世之务又所通该，非独章句之儒而已"。

淳熙三年（1176 年），程迥著《医经正本书》一书，为这一时期医论的代表作。此书 1 卷，14 篇，载有医政、医事、度量等有关史料，其中的理论有独到见解。程迥还曾作有《活人书辨》，已佚。

博学多才兰止庵

兰茂生平

兰茂（1397—1470），字廷秀，号止庵，另有和光道人、洞天风月子、玄壶子等号，祖籍河南洛阳，明代音韵学家、药物学家、诗人、教育家和理学大师。据说，兰茂的父辈从河南洛阳进入云南地区，落户于杨林。

兰茂"冲淡简远，以著述自娱"，著作甚丰，于阴阳、地理、丹青、文学亦皆通晓。由于历代兵燹和社会变迁，其著作大部分散佚无存。其中留存的《韵略易通》《滇南本草》《医门揽要》等影响较大，奠定了他在中医药及音韵学方面的地位。

兰茂小的时候就非常聪明，13 岁左右就通读经史书籍，16 岁时，凡诗文皆过目成诵，长大后，更对宋明理学颇感兴趣。兰茂对于利禄经营不感兴趣，为表心志，在其居住的小屋门上挂了块牌匾，上写"止庵"二字，抒发自己甘愿于草庵隐居的志向，后自号"止庵"。后来兰茂的母亲生病，他便将所有精力用于中医药的研究上。他一边学医行医，一边四处寻访药材，踏遍了云南大大小小的所有边镇，都一一记录下来为著书做准备。经过了整整 20 年的积累，终于在明正统元年（1436 年）完成了中医药学的重要著作《滇南本草》及《医门揽要》。《滇南本草》是云南最早的中药学专著，比明代李时珍的《本草纲目》早了 142 年。全书大约

10 万字，记载药物 544 种，多数为云南地方性中草药，附列方剂 600 余首。这种药物与方剂的结合，既便于医学运用，又有一定的独创性。《医门揽要》分上、下卷。上卷专论脉法，并记录望、闻、问、切四诊，总论及脉诀歌，浅显易懂；下卷专论方症，症与方相配，每一症都先论列病理病机，再予以临床处方，其中的复方配伍得当，单方简易实用，体现出兰茂丰富的诊疗经验。兰茂的这两部医书，是对古代边疆民族地区常见病、多发病临床经验的总结，对中国民族药物的发掘与研究做出了不可磨灭的贡献。21 世纪以来，经过许多医药学家论证，兰茂《滇南本草》中的药物实用有效。如中外闻名的云南白药、专治风湿的虎力散、祛风除湿的肾福宝、专治偏瘫的灯盏花素滴丸等，都是各医家和药厂采用《滇南本草》的药物配方研制而成。

兰茂的文学造诣也很深，一生所著诗词很多，尤以《止庵吟稿》和《玄壶集》为代表。他在军事上也有所建树，撰有军事著作《安边策条》。

兰茂的医学造诣

兰茂不仅精通中医药理论，也将其应用于医疗实践中，医籍中记载了一些兰茂治病救人的故事。

气方治太守

嵩明太守得了肥胖病，请兰茂为他找个减肥的方子。兰茂说："我这里有两个方子，一个名为'谷皮汤'，一个名为'气方'，您想要用哪个呢？"太守不知道什么是"气方"，便要求兰茂解释。兰茂于是开始例数太守鱼肉百姓的种种劣行，当时就把太守气得口吐鲜血，昏厥了过去。太守醒来后自己思忖了很久，觉得兰茂所指责的虽然有些过分，但也并非完全没有道理，从此便兢兢业业处理百姓的事务。加上每天坚持喝兰茂所开的另一个药方"谷皮汤"，肥胖病渐渐便痊愈了。原来，太守肥胖是由于脾湿气弱而引起，而脾主思，兰茂用怒气之胜克制脾气的思虑过盛，再加上"谷皮汤"的消食作用，因而取得了较好的效果。

兰茂治病劝架

明成化年间，有一对夫妻感情本来很好，可是男人却慢慢迷上了赌博，不到半年的时间就将积蓄输了大半，妻子怎么劝都听不进去。一天晚上，妇人忍无可忍，终于对男人发作了，男人也毫不示弱，二人越吵越凶，开始拳脚相向，妻子被打得趴在地上，但却心有不甘，见男人没注意，拉着他的大腿就咬了下去，当时就流下血来，男人痛得也顾不上打了，放开了妻子。二人谁也不理谁。

第二天，男人的肿得像水桶那么粗，疼痛也更厉害了，于是四处求医救治，吃了很多药，终不见有任何好转。有一天，一个医生看着他的大腿摇头说："再不好恐怕要生成脓疮了，到时就更难救治了，我也没什么办法，不然你去找下兰茂先生吧，听说他对中药了解很深，或许有好的救治方法。"男人打听了兰茂的地址，由于路程比较远，只能雇了辆马车拉着去兰茂那里医治。

兰茂看到男人的腿伤，也吓了一跳，只见腿红肿着，还从几个缝隙中不停地流脓，已经快形成疮痛了。兰茂问："这是什么东西咬的吗？"男人不好意思地说："是人咬的。"兰茂疑惑地看着他，无奈，男人只好说明了与妻子吵架及打架的缘由。兰茂叹口气，说："唉！坏的嗜好能够杀死人并毁坏一个家啊！"男人此时痛得厉害，又非常羞惭，连连说："兰先生，我今后一定改了，请您赶快给我医治吧！"兰茂微微点头，拿来了几个板栗，剥了皮，让患者细细地咀嚼，然后用药水冲洗了一遍伤口，再把嚼成末的板栗涂在被咬伤的地方。男人等着兰茂进行下一步医治，可是见再无动静，就问道："下面还要怎么做？"兰茂微微一笑，说："这样就可以了。"男人心中疑虑，又有些担心，那么多医生用了那么多药物都治不好，就这简简单单的几个板栗，能管用吗？兰茂看出了他的心事，便说："放心吧，几天内红肿就会消退了，回去吧。"男人满腹犹疑地回到家中，果然，三四天的时间腿肿便完全消退。男人也认识到自己之前的荒唐，痛改前非，和妻子和和美美地过着幸福的日子。

兰茂治中风

有一个人出外经商，在路过杨林的时候，突然一下子倒在路上，四肢抽动，说不出话来。过路的好心人把他抬到兰茂家中，请其医治。兰茂看到这个患者面如土色，四肢抽搐，两眼发愣，不能言语，意识到他是患了中风。于是立刻叫人把板栗壳烧成灰，兰茂手捧着板栗壳烧成的灰，弯腰将灰吹到患者鼻子里。不过一刻钟的时间，正当周围人面面相觑互相议论的时候，患者已经坐起来了。又过了一会儿，患者开口说话，千恩万谢地感谢兰茂。众人也都感到万分惊奇：这么重的疾病，靠板栗壳烧灰便治好了！个个面露惊喜之色。

兰茂治蚂蟥入鼻

一天，一个20多岁的小伙子来到兰茂的诊室。兰茂一看这个小伙子，宽眉横目，膀大腰圆，再诊其脉，脉象和缓有力。"没什么毛病啊？"兰茂试探着说，"恕我冒昧，我并未从你的脉象上看出有什么疾病啊！"小伙子看了先生一眼，说："其实真的没什么太大的毛病，只是……"兰茂看他欲言又止，便开解道："但说无妨。"小伙便将病情说了出来。原来，小伙前几天上山打柴的途中，因为口渴，便到山间小溪里去饮水。正在饮水的时候，一时没注意，好像是蚂蟥的一只虫子一晃便进入了他的鼻子里，任他怎样擤鼻、喷水都不出来。回家以后，就经常感觉头疼头晕，鼻子里也会不时流血。然后，小伙恳求地说："请先生想想办法怎么把这个虫子弄出来吧。"兰茂听了小伙子的讲述，低头沉思了一会儿说："我试一下吧，但也没有十足的把握，这个方法是第一次使用。"小伙说："先生您尽管试试吧，有只虫子在身体里真是太难受了，不仅身体不舒服，心里也总是感觉难受。"兰茂叫家人拿来两个皮哨子壳（无患子科植物川滇无患子的果实或种子），将其碾为末后，放在手掌上。然后，又让家人端来一盆水，叫患者把鼻子贴在水面上。患者的鼻子刚接近水面，便看到有一只蚂蟥从鼻子中露了一下头，便又马上缩回了鼻子里。说时迟那时快，兰茂把手里的粉末即刻吹入患者鼻中。片刻的工夫，蚂蟥便从鼻中落下，正掉入下面的水盆里。小伙子一看，好大的一只蚂蟥呀，在水里还扭曲地蠕动着。虫子出来了，患者顿时感到分外轻松，脸上似乎一下子便有了神采，一扫来时的黄土色。患者问："先生，还需要开一些药吗？"兰茂笑了，说："不用了，好好吃饭就行，几天就养过来了。"小伙子高兴地走了。此方也收载在兰茂所编的《滇南本草》中。

兰茂治蘑菇中毒

一年夏天，有一个人外出办事，回来的时候路过一片茂密的树林，看到地上长着五颜六色的新鲜蘑菇，十分喜人，于是采了小半袋。拿着这些蘑菇，此人非常高兴，还特意买了块肉，来配这些蘑菇烹制，和家人一起吃。谁知，吃了之后，一家五口上吐下泻，两位老人不久便不省人事了，小孩子吐得虚脱了过去。这时恰有人经过看到，马上跑到兰茂家里把他请过来。兰茂来到患者家中，看到有的在床上倒着，有的趴在了饭桌边，有的竟然倒在了地上，似乎都已经昏迷了过去。事不宜迟，他即刻找人快跑到他家，取来灵芝二两，让邻居帮忙煮了一大碗灵芝汤。兰茂和大伙一起，将汤水一一给患者喂下。不到半天的工夫，小孩子先醒来，左瞅右瞅，看到自己的父母还躺在那里，就大声哭了起来。兰茂劝他说："孩子不哭啊，一会儿你父母也会醒来的，他们没事儿。"孩子才慢慢停止了哭声。不一会儿，夫妇俩和老人都纷纷醒了过来。大家都说，是兰茂救了这一家人。从此，兰茂更有医名了。

兰茂教书育人

兰茂不仅治好了很多疾病，并且在教导学生方面也有很好的方法。

兰茂一边行医，一边编著中医及本草方面的著作，因此特别重视药物的认识与收集。在医药学的教学中，他带领学生翻山越岭，认识各类草药，品尝各种药物。平时，不仅让学生对照书本内容认识草药，还让他们画出各类药物的草图，牢记药效与归经。在为患者治疗的过程中，也总是引导学生学习如何针对疾病找到合适的药物并配成方剂。有一次，兰茂有事要去京城，便对自己的100多个弟子说："我要去京城一趟，顺便考证一些药物的性能与原产地。这次我准备挑选你们中的18个人跟我一起去京城，这18个人需是身体强壮、学习优秀的，所以，接下来我准备对你们的体能与医学常识等方面做一个测试，成绩优异者可以跟随我去。"

经过了两天的准备，这天早上，学生都列队站在庭院中，等待老师的测试。可是，一直等到中午，也不见老师出来。外面太阳炙烤着大地，天特别热，有些学生站不住，便三三两两地去树下乘凉休息，只剩36人还纹丝不动地站在那里。过了一会儿，兰茂出来了，说，站立的这36人便是第一局的获胜者。跟我出去是要讲纪律的，身体条件也要相当好，躲去乘凉的人不是没有纪律观念就是身体条件不允许，所以这36人才是二者兼备的。然后，开始第二局的比赛，也就是决胜局。兰茂要求这36人去西山中找取一味药材——皮哨子，前18名找到并带回来的是优胜者。于是，一声令下，学生们纷纷向西山跑去。西山离兰茂家大概有8千米的路程，跑到那里时有的学生已经气喘吁吁了，大家又各自在里面寻找老师所说的药材。回来的时候，36人变成了好几批，快的几个人已经走了一半路程了，慢的人还在山里寻找。

最快的几个人到了村中，迎面看到一个人倒在路中央，并低声呻吟着，有的人求胜心切，并未理睬，便跑了过去；有的学生想着停下来帮助，但想到去京城的兴奋，犹豫了一下，走了过去；有的人，彷徨了许久，还是停了下来诊查患者。两个时辰过去了，兰茂宣读通过比赛的优胜者名单，里面并没有最早到的那几个人。学生们一片哗然。兰茂解释说，医生对于医药知识的了解固然重要，但更重要的是要有一颗仁爱救人之心，那些将患者弃置在一边只顾自己荣誉的学生是不配当一个医生的，当然更没有资格跟随我去京城了。那些置患者于不顾、自己跑回来的学生都渐愧地低下了头。

通过这次测试，兰茂不仅找到了优秀的学生，也教给学生作为医生的一些必备心理素质与条件。

兰茂是滇地开馆教学第一人，他不仅教给学生医学方面的知识，更重要的是，他是第一个在云南推广启蒙教育、普及音韵知识的人。正统年间（1436—1449年），兰茂便在杨林地区设堂讲学。由于他的《韵略易通》与《声律发蒙》不仅读上去朗朗上口，而且通俗易懂，所以即使是乡间百姓也都非常喜爱，几乎人手一本，当时的学者也都极为推崇。据《云南乡贤事略》所言，四面八方的很多学者都来到杨林跟从兰茂学习。兰茂因此声名大振，成为滇中地区很有名望的民间教育家。

一代名儒景日昣

景日昣生平

景日昣（1661—1733），字冬旸，号嵩崖，河南省登封市人。生于清顺治十八年（1661 年），康熙年间中进士，官资政大夫，礼部右侍郎加尚书衔。

景日昣小的时候，家里非常贫穷，跟随父亲在私塾读书。他聪明异于常人，又勤奋好学，成绩优异，后经府试考取了秀才。康熙十四年（1675 年），年仅 14 岁的景日昣便被选送到嵩阳书院学习，并且师从著名的儒者汤斌、耿介等。景日昣学习刻苦又聪明，先生们都非常喜欢他，看其家庭贫困，便让他担任书院的斋长，协助院长耿介管理学校的一些事务。康熙二十六年（1687 年）景日昣考中举人，康熙三十年（1691 年）中进士。

景日昣曾任广东肇庆府高要县知县。他奉公守法，清廉爱民，兴行教化，政绩显著。后任江南、陕西、河南、汾南道监察御史、鸿胪寺少卿、大仆寺少卿、宗人府府丞、都察院副都御史等职，他九次担任御史，由于为人刚正不阿，被数次破格提拔，后升任礼部侍郎、户部侍郎，赐资政大夫，加礼部尚书衔。他还曾担任乾隆皇帝的老师，并三次主持科举考试。

雍正三年（1725 年），年过 60 的景日昣告老还乡，隐居于嵩山东叠石溪北岸逍遥谷，专门著书立说，前后著有《嵩崖制义》《嵩崖易义》《河南省通志》《登封县志》《说嵩》《嵩崖尊生》《崧台书》《嵩崖学凡》等，有"著书万卷"之称！其中《说嵩》可以认为是嵩山的"百科全书"；《崧台书》是其对从政活动的叙述与从政经验的总结；《嵩崖学凡》是著名的教育论著；《嵩崖尊生》是一本阐释中医理论的医学论著，尤其对妇科有许多独到的见解，传入日本后颇享盛名。

《嵩崖尊生》

景日昣中医方面的重要著作《嵩崖尊生》，原来名为《嵩崖尊僧》，为何原名"尊僧"，后来为何又改名"尊生"呢？这其中有一个故事。

景日昣的母亲 36 岁便去世，让景日昣深受震动，下定决心在医学方面要有所建树，以期能够挽救更多的生命。于是，在学习儒学期间，也经常抽出时间来阅读中医方面的重要典籍，并尝试根据书本知识进行医学实践。这样下来没几年，景日昣竟然小有医名。后来，在京做官期间，他为同僚好友治好了很多疾病，声名鹊起，经常会有一些官员请求其治疗。有一天，一位将军得了一种怪病，来找景日昣。他通过切脉，发现将军脉象已属逆证，中医认为是不可治之病，便婉转地对将军说："病不太容易治好，您可以趁着这段时间见见自己想见的人，或许还来得及。"将军听了非常难过，立刻启程往自己的家乡奔去。在路过嵩山的时候，将军碰到一位老和尚，说能够将他的病治好。将军既十分惊喜，也有些半信半疑，但想到还有希望活下来，便跟着老和尚回到山上。和尚自己采集草药，调配好给将军服用。这样，接连治疗了两三天，将军的疾病竟然痊愈。

当景日昣见到返回京城的将军时，非常吃惊，当得知是嵩山高僧治好了病，便收拾行李，决定向老僧学医。经过了将近一年的学习，景日昣便掌握了高僧的治病秘诀。回到京城后，他编成《嵩崖尊僧》一书，意在表示对作为老师的僧人的尊重。但后来因为嵩山少林寺和尚曾经"反清复明"，景日昣不敢再用"僧"字为书名，便改作"尊生"，也恰与养生之意相合。

1733 年，一代名儒、帝师、政治家、文学家、教育家及医学家景日昣与世长辞，葬于登封市唐庄乡。乾隆皇帝为表示对老师的尊敬，在 1750 年祭祀嵩山之际，为恩师御笔亲题"国无双品""正人君子"的牌匾，还为大冶景氏祠堂御笔题写

"景氏祠"，并且下旨恩师墓园按王公大臣陵墓的规格来建设。现在，在墓园中，我们还可以看到椿树、石榴树、榆树等各色树种，并以柏树为最，长势茂盛。每年清明节都有大批的大冶景氏族人及行医者前去扫墓祭拜。

亦官亦学吴其濬

吴其濬（1789—1847），字瀹斋，号吉兰，别号雩娄农，清代河南固始人。吴其濬出身于官宦家庭，他的父亲吴烜、哥哥吴其彦曾任翰林、兵部右侍郎、顺天府（今北京）学政等官职。吴姓家族也是固始县（今河南省固始县）"四大家族"之一。

吴其濬从小聪慧好学，嘉庆十五年（1810年），21岁的吴其濬考中举人，嘉庆二十二年（1817年），28岁的他考中进士，后来殿试却升为一甲第1名的状元，被授予翰林院修撰。但不久，因其父母分别在道光元年（1821年）与道光五年（1825年）去世，归家丁忧。服丧结束后，值南书房。"迭任湖北江西学政，累官至内阁学士，兼兵部左侍郎。"

当时，吴其濬曾奉命查办湖广总督周天爵滥刑的案件，最后周被查实而治罪，因署督缺，吴被授予湖南巡抚一职。又正值崇阳县逆匪钟人杰攻陷了崇通，并将进军巴陵，于是，吴其濬偕提督台涌驰岳州防堵。各镇的兵将到了后，命令他们分别驻守临湘、平江等各处要害，而自己移守湘阴地区。这天，3 000多名匪徒偷劫平江军营，被击败。不久，湖北将领收复了崇通，而逆匪头目钟人杰被擒。上面论功行赏，将吴其濬调任云南巡抚。几个月后，被调往福建，他上书朝廷请求清查云南铜厂的库存等情况。不久，又被调往山西，并且兼管盐政，他上疏陈述因山西河东一带盐商活引课银短缺，希望能裁减盐政的办公银万余两来作为填充，都被允许。山西一带充斥烟土交易，而贩卖烟土者相互之间劫杀掠夺，经常发生械斗，吴其濬禁烟措施得力，使得当地较为太平。其一生历任礼部尚书、兵部侍郎等职，也曾出任过湖北、江西学政，湖南、湖北、甘肃、浙江、广东、云南、贵州、福建、山西等省的巡抚或总督，还兼任过盐政等高级官员，可谓"宦迹半天下"。

道光二十六年（1846 年），吴其濬因旧病屡次发作，请求辞任，得到批准后不久便过世，葬于固始县城南八里松乡。吴其濬死后，赠太子太保，赐祭葬如例，他家的住宅称"宫保第"。

吴其濬虽然一生仕宦，但仍留心于学问的研究，并且对植物与矿物学有着浓厚的兴趣。在阅读四部书籍的时候，只要是碰到与水陆草木有关的内容，就将其抄写下来并补缀成一书，名为《植物名实图考长编》。之后，又将其生平所见到或者听说的植物，与古书内容相互验证，辨别它们的颜色与性味，考校形貌并将其描绘出来，编成《植物名实图考》一书。该书共 38 卷，首列谷物蔬菜，次编花草果木，记载植物 1 714 种。虽分类不如现代植物学家的严密，但因其作书多有文人气质，且书中内容丰富，为当时的杰出著作。除此之外，他还著有《滇南矿厂图略》和《滇行纪程集》等书，都有很高的学术价值。

蠢子医方龙之章

龙之章（1813—1883），字绘堂，清末医家。原籍河南太康，后来迁到河南项城。

龙之章出身于书香门第，青年时博学多才，对地理学有颇深的造诣。又由于自身体弱多病，妻子也经常有病，在兴趣之外他对于医学知识也广泛涉猎，博览《黄帝内经》《伤寒杂病论》及明清各家医书，以求能够养生长全。龙之章中年时遇到名士晏廷予，志趣相投，遂为好友。晏氏精于医药学，而龙氏长于地理学，二人在谈论间相互学习，相得益彰，使龙之章对于医学理论的理解更加深入。之后，龙之章又在机缘巧合之下获得医学典籍《石室秘录》。《石室秘录》是一部以治法为主要内容和标目的著作，内容涵盖了中医基础理论，诊法，内、外、妇、儿各科疾病的诊治原则与常用方药，是一部理论密切联系实践、理法方药齐备的治法专著。龙之章读后医道更精深。

龙之章虽然专心研究医道很长时间，但他认为医术精通实难，不敢妄自尝试给人治病，一直并未行医。直到后来碰上战乱时期，龙之章的两个儿子又相继亡故，家里有三四个小孙子嗷嗷待哺，需要照顾，又无田地可耕，以至于无米下锅，龙之章无奈之下鼓起勇气以行医来谋生。在行医的过程中，龙之章为自己后辈生计考虑，便将平时所治愈的疾病及所用的方药，编成诗歌，既通俗易懂，又朗朗上口，希望子孙能够朝夕记诵，这便形成了《蠢子医》一书。由于是教给子孙之读本，于是效仿宋朝邵康节将数学课本取名《蠢子数》之举，而取名为《蠢子医》。龙之章为了让子孙对深奥的医学道理更感兴趣，也更容易掌握，经常会引用一些历史典故，有时还多处运用拟人手法，把方药人格化，使医理药性更加形象。《蠢子医》中所收录的医案，包括内、外、妇、儿等各科，用药灵活，有很好的效果。当时的人称赞其奇而能中，险而实夷。由于用药效果很好，并且医学理论深入浅出，《蠢子医》在近代较受追捧，成为学医的另一条捷径。

往事如碑

筚路蓝缕——商代的医学文明

1903 年，清代学者刘鹗出版了《铁云藏龟》一书，作为记载商代社会信息的载体之一而又具有完备文字体系的甲骨文逐渐被社会知晓，湮没了千年的商代历史浮出了历史的长河，也成为"甲骨学"的滥觞。

蒙昧初开，殷商先民逐渐走出了原始社会的混沌与盲目，开启了对自然的全新认知和对自身的审视。殷代先民崇神敬鬼，重巫尚卜，举凡国家、社会之事均求解于鬼神，而对一直伴随人类的疾病困扰，更是问卜不止。自 1898 年发现甲骨以来，迄今为止共出土殷商甲骨 16 万余片，甲骨文字 5 000 余个，可释读的约有 2 000 余字，它涵盖了殷代社会生活的各个方面，其中不乏殷商时代的医药卫生资料。在这 16 万余片的甲骨中，记载商代医疗活动的有 323 片，415 辞，包括了个人、环境、饮食、人体生理和病理及疾病的简单治疗等医疗卫生的各个方面。

"疾"，甲骨文写作"𰀤"，像人生病后卧榻不起、病汗淋漓的样子，《说文解字》"疒（nè），倚也。人有疾病，象倚箸之形"，正是取义于此。

最早对甲骨卜辞的医学资料进行专门考释的，是我国著名甲骨学专家胡厚宣先生。胡厚宣于 1942 年著成《殷人疾病考》一文，认为"殷人之病，凡有头、眼、耳、口、牙、舌、喉、鼻、腹、足、趾、尿、产、妇、小儿、传染等 16 种，具备今日之内、外、脑、眼、耳鼻喉、牙、泌尿、产、妇、小儿、传染诸科"。嗣后，由于新出甲骨的发现与文字释读工作的进展，现今可考知的商代疾病近 40 种，如疾首、疾目、疾耳、疾自（通"鼻"）、疾口、疾舌、疾齿、疾身、疾趾、疾心、疾骨等。

对于传染性疾病的记载，在甲骨卜辞中也有一定体现：

甲戌卜，殻贞：王不疫？（罗振玉《殷墟书契后编》）

甲子卜，殻贞：疾疫，不延？（董作宾《殷墟文字乙编》）

殷人对疾病的准确描述，是以对人体体态特征的深入观察为基础的。通过甲骨卜辞可以发现，当时已经具有首、目、口、耳、鼻、齿、颈、腹、股、手、肱、趾、足等人体各部位名称，而且疾病的病理和病灶部位皆以此而定，说明当时的人体知识已达到相当的水平。历年出土的商代人像雕塑有 80 余件，皆惟妙惟肖，这样熟练的制作方法，只能是建立在对人类体态的细微观察和丰富的体态知识之上。殷人并非仅仅停留在对人体外部形态的认识上，对人体的内部结构也有一定的探索。比如甲骨文的"心"字，就像人心脏的轮廓。

殷商先民虽然对人体的疾病有了较为具体的描述和记录，但由于认识的限制，尚未能对疾病的致病原因做出较为合理的解释，加上当时重巫尚卜的思想，先民们就将致病病因归为天神上帝及已亡先祖的降罪。为了使疾病消除，"神灵息怒"，他们常常献祭于神灵、祖先，以祈求疾病的痊愈。而"巫"这种"沟通天人"的使者，不自觉地扮演了"医师"的角色，成为世界上第一批"医师"，为人间疾病的痊愈而乞灵于鬼神。

医，繁体为"醫"，今体简化为"医"。《春秋公羊传·隐公四年》云"钟巫之祭"，何休注曰："巫者，事鬼神祷解以治病者也。"《广雅》："医（古作"毉"），巫也。"王念孙疏证曰："医即巫也，巫与医皆所以除疾，故医字或作巫作医。"从"毉"字的字形来看，很好地说明了医源于巫的密切关系。汉代典籍《韩诗外传》记录到："上古医曰茅父，茅父之为医也，以莞为席，以刍为狗，北面而祝之，发十言耳，诸扶舆而来者，皆平复如故。"这位上古医者茅父，活脱脱就是位巫者，其治病的手段，无非就是陈祭礼、操法器、念经咒。也是《素问·移精变气论》中"古之治病，唯其移精变气，可祝由而已"的一个旁注。巫医的兴起，是人类历史进程的必然，它既是当时相对简陋的医疗手段的延续，也是历史长河中相当长一段时间内的一种重要治病手段。

从对殷代卜辞的研究和出土的殷周盥洗用具可以看出，这一时期人们已经养成扫地、洗手、洗面、洗头、洗脚等卫生习惯。如"盥""沬""浴""洗"等字之甲骨文形象已给人以生动的印象。

通过甲骨卜辞研究，还可看出殷商时代已注意室内外洒水、清扫和除虫。如丁亥日要在室内外打扫和灭虫等。甲骨中还有"洒"字等，说明居室洒扫在当时已被重视。与此同时，夏商周时期，人们对生活污水的处理也十分重视。代表夏商文化的淮阴平粮台古城遗址之宫殿地下已有陶排水管之设置。

彪炳万世——张仲景与《伤寒杂病论》

《伤寒杂病论》是我国医学史上第一部理、法、方、药完备的临证诊疗专著，是中医学"辨证施治"诊疗思想的奠基之作，对我国医学的发展产生了巨大影响，这也是后世"言必称《内》《难》《伤寒》"，从而将《伤寒杂病论》作为与《黄帝内经》并肩的经典著作的原因。

伤寒，是一切外感急性热病的总称，《素问·热论》说："今夫热病者，皆伤寒之类也。"而张仲景所著《伤寒杂病论》则是我国第一部系统论述外感热病及杂病诊疗方法的专书。

张仲景，名机，东汉末年医学家，南阳郡（治今河南南阳）人。其事迹始见于唐代甘伯宗所著《名医录》，但此书在南宋时期已经失传，今天我们所看到的《名医录》为北宋林亿等校订《伤寒杂病论》时所引用的，文曰："张仲景，《汉书》无传，见《名医录》，云：'南阳人，名机，仲景乃其字也。举孝廉，官至长沙太守。始受术于同郡张伯祖，时人言，识用精微过其师。所著论，其言精而奥，其法简而详，非浅闻寡见者所能及。'"除《伤寒杂病论》外，仲景遗著，考诸历代史志尚有如下数种：《张仲景脉经》1卷、《张仲景方》15卷、《张仲景评病要方》1卷、《金匮玉函》8卷、《金匮玉函要略》3卷、《金匮录》5卷、《张仲景五脏论》1卷、《张仲景口齿论》1卷、《张仲景疗妇人方》2卷（《通志·艺文略》）。近代以来，由于敦煌经卷与日本古抄卷子的发现与公布，也发现了部分与张仲景相关的文献资料，学界多有考究。

张仲景师从于同郡张伯祖，而张伯祖的生平也仅见于张杲的《医说》："张伯祖，南阳人，性志沉简，笃好方术，诊处精审，疗皆十全，为当时所重。同郡张仲景异而师之，因有大誉。"

东汉末年，由于外戚、宦官交替专权，党锢之祸大兴，外戚、宦官、朝臣、士族之间的斗争日趋激烈，"贪淫放纵，僭凌横恣，扰乱内外，蝥噬民化"，故而"农桑失所，兆民呼嗟于昊天，贫穷转死于沟壑"（仲长统《昌言·损益篇》）。社会政治的混乱，必然导致社会管理的失序，最终酿成了以张角为首的"黄巾起义"。

而此时自然环境的改变、自然灾害的频频发生，无形之中加剧了社会生活环境的恶化。根据研究统计，仅东汉时期的 64 年至 166 年约 100 年中共发生水灾 37 次、旱灾 51 次、地震 57 次、虫灾 23 次、疾疫 12 次、雪霜冻 10 次、风灾 15 次、雹灾 14 次。①

两汉时期，最显著的是气候由暖而寒的转变。

从史书记载来看，秦汉尤其是汉代气候的由暖变寒自西汉武帝时代已经初露端倪。《汉书·武帝纪》载："元鼎三年（前 114 年），三月水冰，四月雨雪，关东十余郡人相食。"《西京杂记》卷二："元封二年（前 109 年），大寒，雪深五尺，野鸟兽皆死，牛马皆蜷缩如猬，三辅人民冻死者十有二三。"

王莽时代严重低温气候的记录更为频繁。《汉书·王莽传》："（天凤）三年二月乙酉，地震，大雨雪，关东尤甚，深者一丈，竹柏或枯。""（天凤四年）八月，大寒，百官人马有冻死者。"可谓连年低温。

《后汉书·五行志》载："灵帝光和六年（183 年）冬，大寒，北海、东莱、琅邪井中冰厚尺余。献帝初平四年（193 年）六月，寒风如冬时。"体现出东汉晚期气候急剧转冷之峻绝酷烈的形势，也体现出"寒邪"致病对人体的重要影响。

面对如此频繁严重的严寒，生活于东汉末年的张仲景家族也难幸免。他在

---

① 陈业新.灾害与两汉社会研究［M］.上海：上海人民出版社，2004：237.

《伤寒论》自序中说："余宗族素多，向余二百，建安纪年以来，犹未十稔，其死亡者，三分有二，伤寒十居其七。"这一切促成了张仲景专心向医，也最终促成了彪炳千秋的《伤寒杂病论》的问世。

《伤寒杂病论》的问世，还有一个重要的原因，即东汉末年疫病的流行。随着自然气候与社会环境的变化，加之东汉政府忙于内斗，社会管理能力弱化，疫病逐渐流行开来。

对于疫病所造成的影响，曹植曾作《说疫气》一文，谈及建安二十二年的疫情："建安二十二年，疠气流行，家家有僵尸之痛，室室有号泣之哀。或阖门而殪，或覆族而丧。或以为疫者，鬼神所作。夫罹此难者，悉被褐茹藿之子，荆室蓬户之人耳。若夫殿处鼎食之家，重貂累蓐之门，若是者鲜焉。此乃阴阳失位，寒暑错时，是故生疫，而愚民悬符厌之，亦可笑也。"从"家家有僵尸之痛，室室有号泣之哀"可见疫情之惨烈。

张仲景有感于家族的衰落，加之民生凋敝，医道日衰，遂悉心研究医学，"勤求古训，博采众方"，在前代医籍如《素问》《九卷》《难经》的基础上，又结合个人临证经验，撰写了《伤寒杂病论》。《伤寒杂病论》原书 16 卷，经战乱散佚，先后经魏晋王叔和、北宋林亿等校勘整理，最终形成了现今的《伤寒论》和《金匮要略》二书，前者专门讨论伤寒病，后者主要论述内伤杂病。

《伤寒杂病论》脱胎于《素问·热病》，又结合了后汉时期"伤寒"证的发病过程，根据病邪侵入经络、脏腑的先后与程度的不同，患者正气的强弱，剖析了伤寒病各个阶段的病机、病位、病性，将外感热病的发展过程概括为六大类型（太阳、阳明、少阳、太阴、少阴、厥阴），确立了"六经辨证"体系，较为系统地论述了外感发热疾病的发展过程，以及发病不同阶段出现的各种兼夹症候，提出了详细的治疗原则与治疗方剂。

对于各科杂病，张仲景则以脏腑经络为枢机，缕析条辨，开后世脏腑辨证之先河。

《伤寒杂病论》以整体观念作为指导思想，以脏腑经络学说为基准，主张依据脏腑经络病机进行辨证，作为我国第一部完整的临床理论著作确立了"六经辨证"

的原则，它为后世医生的临床辨证施治等方面提供了准则和经验。

在用"六经辨证"区分病邪发展的深浅、进退、缓急的情况下，张仲景又把各种病势归纳为阴、阳、表、里、寒、热、虚、实八个方面，即后世的"八纲辨证"。张仲景在"八纲辨证"的基础上，进一步运用望、闻、问、切四诊法，对病情层层分析、仔细辨认，做出对疾病的正确判断，最早体现了中医的"辨证论治"思想。

在治疗原则上，《伤寒杂病论》不仅仅简单运用了"驱邪"和"扶正"两大方面，后世所总结的汗、吐、下、和、清、温、消、补八种治疗方法皆有所体现。

在方剂学方面，《伤寒杂病论》也做出了巨大贡献，创造了很多剂型，记载了大量的方剂。《伤寒论》载方113首，《金匮要略》载方262首，若删去重复部分，实际载方269首，涉及药物多达214种，基本概括了临床各科的常用方剂。

在《伤寒杂病论》中，张仲景提出了严谨的组方原则，严格按照君臣佐使的配伍原则进行组方，根据病情的变化和出现的一些并发症的不同，处方可以适当加减。他调制了不少复合方剂，且改进了剂型，分别使用丸、散、膏、栓、洗、浴、酒、熏、滴鼻、灌耳等多种剂型，还创用了灌肠导便法等。《伤寒杂病论》中所运用的方剂种类之多，运用方法之灵活，可谓前无古人，因此《伤寒杂病论》被后世医家推崇为"方书之祖"。即便到了现代，《伤寒杂病论》中的很多方剂也是临床诊疗中常用的有效方剂，《伤寒杂病论》也成为后世从医者必学的经典课程。

张仲景不仅以医术享誉于当时，且医德高尚。他在《伤寒论》自序中说："观今之医，不念思求经旨，以演其所知，各承家技，始终顺旧。省病问疾，务在口给，相对斯须，便处汤药。按寸不及尺，握手不及足，人迎趺阳，三部不参，动数发息，不满五十。短期未知决诊，九侯曾无仿佛，明堂阙庭，尽不见察，所谓窥管而已。"对当时医德日衰的情况提出了批评，张仲景高尚的医德也成为祖国医学道德宝库中的重要组成部分。

张仲景的著作不仅影响了国内医学的发展，也促进了日本汉方医学的进步。仲景著作早在日本平安时期（794—1185年）之前即已传入日本，日本平安中期著名学者藤原佐世编的《日本国见在书目录》中载有《张仲景方》9卷。

到了日本江户时期（1603—1867年），日本汉医界出现了研究《伤寒杂病论》的高潮，涌现了一批高质量的《伤寒杂病论》研究著作，如丹波元简的《伤寒论辑义》《金匮玉函要略辑义》，丹波元坚的《伤寒论述义》《伤寒广要》，山田正珍的《伤寒论集成》《金匮要略集成》，森立之的《伤寒论考注》《金匮要略考注》，山田业广的《伤寒论读书记》《金匮要略读书记》，伊藤子德的《伤寒论文字考》《伤寒论文字续考》等，从而使《伤寒杂病论》成为日本汉方医界的主流学术思想。

《伤寒杂病论》成书流传以后，不断受到后世医家的赞誉推崇。

金代成无己《注解伤寒论·严器之序》云："夫前圣有作，后必有继而述之者，则其教乃得著于世矣。医之道源自炎黄，……后汉张仲景，又广汤液为伤寒卒病十数卷，然后医方大备。兹先圣后圣，若合符节"。

《伤寒明理论·伤寒明理药方论序》云："唯张仲景方一部，最为众方之祖。……实乃大圣之所作也。"

元代学者许衡则这样评价："尝谓医方有仲景，犹儒书有六经也。必有见于此，然后可以议医。"

朱丹溪称赞曰："仲景诸方，实为万世医门之规矩准绳也。后之欲为方圆平直者，必于是而取则焉。"

明代李梴云："独有汉长沙太守张仲景者，揣本求源，探微索隐，取《内经》大小奇偶之制，定君臣佐使之法，而作医方，表里虚实，真千载不传之秘，乃大贤亚圣之资，有继往开来之功也。"

清代喻嘉言说："仲景《伤寒论》一书，天苞地符，为众法之宗，群方之祖。"

日本幕末"古方派"医家尾台榕堂曰："长沙为千古用方之鼻祖，然其方则咸出于三代圣贤之精制，长沙特集其大成耳。其方简明正严，条理秩然，宽猛之治，和攻之法，无不周详赅备。故苟能讲习谙练以精究其意，推广其义，则万病之治可运之于掌也。"

后人为了纪念张仲景，曾修祠、墓以祀之，最有名的为河南南阳的"医圣祠",相传为仲景庐墓所在。南阳医圣祠始建年月不详,现存建筑为嘉靖二十五年(1546年)儒医沈津等人倡修,明代藩王朱宇温(嘉靖四年进封,号"唐王",就藩河南南阳府)亲撰《医圣张仲景祠墓志》一文,刊石立于墓前,残石现存祠内。其后,康熙二十七年、乾隆三十五年、嘉庆十五年、道光九年、光绪九年均加以整饬修葺。新中国成立后,1956年重加修缮,1988年1月13日被国务院公布为第三批全国重点文物保护单位。

> 长沙贤太守,金匮易乌纱。
>
> 桔圃存棠阴,蒲鞭寄杏花。
>
> 济民仁政合,寿世德功嘉。
>
> 回首烧丹处,犹余落照霞。
>
> ——清代戴上遴《吊医圣张仲景先生》

张仲景,医中之圣,必将激励后世中医人不懈地探索。

金石千秋——龙门药方洞

"峥嵘两山门，共挹一水秀"（宋代苏过）。龙门，地处古都洛阳以南，这里香山、龙门山对立，伊水中流，远望犹如天然门阙，因此自春秋战国以来，这里又被称为"伊阙"。隋唐时期，洛阳先后作为帝都，又因宫城城门正对伊阙，故而又得名"龙门"。龙门背依洛都，面对三涂，左望嵩岳，右眺秦岭，形势险要，是古代往来洛阳的南北交通要冲和捍卫洛阳的军事重地。

龙门石窟以其悠久的历史、丰富的石刻造像、众多的碑刻书法作品而被历代文人学者所瞩目，但在龙门众多的石龛石窟佛教造像中，却有一个最为特别的洞窟，它并不是以造像题记碑刻闻名，引人瞩目的却是镌刻在洞内石壁上长达 3 000 字左右的药方，这就是龙门石窟有名的药方洞。

药方洞位于洛阳龙门西山窟群崖壁上，南距最早洞窟——北魏孝文帝太和年间开凿的古阳洞 10 米左右，北临武周奉先寺 15 米左右。洞窟分为前庭与主室。前庭现无顶部，进深 2.75 米，宽约 5 米，窟门宽 1.9 米，门券进深 0.62~0.65 米。主室为穹隆顶，宽 3.7 米，进深 4.4 米，高 4.1 米左右。主室正壁雕有一佛、二弟子、二菩萨。佛座下雕有熏炉与 2 个护法狮子。窟顶穹隆正中雕莲花一朵，莲花四角各雕一身伎乐天或供养天人。南壁正中开一大龛，内壁则面布满小龛。窟门圆拱形，原有门槛，宽 0.27 米，高 0.22 米，多残。门外两侧各雕一束莲柱。门楣呈火焰状，上雕二侏儒与神龟，二者共同托起一通天碑，碑身两侧各有一身向下飞舞的飞天。门外南北两侧各雕一身力士。前庭南北两壁也布满小石龛。1989 年 10月，为保护石窟免受雨淋，在前庭新建石质庑殿式门楼一座。

关于药方的刻制年代及刻制者，由于窟内并无明确的题记记载，故而历来说法不一，概括起来不外北齐、唐代、北齐至唐三种见解。

在印刷术发明之前，中国图书典籍的流通，主要依靠抄写，现存最有名的古抄本当属 1900 年甘肃敦煌藏经洞发现的大量古经卷。而将典籍摹勒上石的，除东汉熹平年间所刻"熹平石经"及后世摹刻的儒家"石经"外，将医药方书刻石流传的却很少见。迄今为止，在我国境内，已发现的石刻药方除龙门药方洞外，尚有 5 处：广西南宁的范质子《疗病方书》、广西桂州陈尧叟所刻《集验方》、广西刘仙岩吕谓所刻《养气汤方》、陕西耀州药王庙郭思所刻《千金宝要碑》、华山莲花峰无名氏所刻《固齿方》。但这些药方，多刻于宋明时代，而龙门药方洞所刻药方最迟则为唐代刊刻，且方剂繁多，数量巨大。

药方洞南北石壁现存药方 140 多首，可治疗疟疾、狂言乱言、呕吐反胃、发背、漆疮、上气咳嗽、腹满、心痛、消渴、遍身生疮、五痔、疔疮、反花疮、金疮、瘘疮、恶刺、上气唾脓血、胸癣、失音不语、皲裂、瘟疫、恶疰、黄疸、腹部痞坚、遍身红肿、小便不通、五淋、霍乱、赤白痢疾、鱼骨鲠喉、呕哕、癫狂、噎嗝、喉痹、瘕等近 40 种疾病，涉及内科、外科、儿科、妇科、肿瘤科等科目。

石刻药方在制剂方法上，有丸、散、膏、汤等，例如散剂：用植物皮或根做成粉末，或将动物烧成灰末等。在灸法治疗方面，有的配合药物，有的配合针刺，有的灸、药、针三者并用还外加熏、洗。

药方洞所刻药方涉及药物 120 多种，所用药物多是植物、动物和矿物药。如植物药有柳枝叶、韭、桑白皮、杨树枝、麻油、桂心、丁香、槐白皮、黄瓜根、桃枝叶、马齿草、栗、杏仁、椒、姜、葱、桃仁、大黄、小豆、木瓜、绿豆、枣、米、漆树、竹沥、蜀漆末、苍耳、黄连、当归、巴豆等。动物药有猬皮灰、人发灰、猪肉、猪脂、文蛤灰、鲤鱼鳞、水獭骨、羊乳、鸡尾、矢鸟尾、猪胆，以及马、羊、鳝、牛、驴、燕等。矿物药有芒硝、青黛、钟乳石、盐、石灰、硫黄、雄黄、矾、赤石脂等。甚至包括日常生活用品，如热塘灰、酒、酱、生油、醋、渔网等。

从龙门石刻药方的药物组成及运用方法可以看出，龙门石刻药方充分体现了简、便、廉、验的特色。一曰简，是指药方中单用一、二味药物者居多。如"疗消渴方：顿服乌麻油一升，神验。又方：古屋上瓦，打碎一斗，水二升，煮四五沸。又方：黄瓜根、黄连等份捣末，蜜和丸，如梧子，食后服十丸，以瘥为度。"二曰便、廉，是指药方中用药多可信手拈来，取用方便。如"疗发背发乳方：取面溲，围肿四畔，令童子七人尿渍。又：马粪封，干易，妇人发乳亦瘥。"三曰验，正如近代著名医学家丁甘仁云："龙门古验方其治效经试，十皆有九神验。"

龙门石刻药方又可以说是一部中医临床治疗方法的百科全书。其"燕粪酒闻方"系运用鼻搐法治疗疟疾的独特方法："取用燕粪一合末，取方寸匕，候发日平旦，和酒半碗搅，令患人两手捧碗，当鼻下取气，勿饮，神良。"其疗小便不通方："以葱叶小头去尖，纳小行孔中，口吹令通，通讫，良验，立下"。葱管内空而质地柔软且形体挺直，既能导入尿道，又不会损伤尿道；葱汁气味辛香，又有一定的杀菌作用。此导尿术与孙思邈《备急千金要方》中记述的葱管导尿方基本符合。

更值得称道的是，药方洞所刻药方已在唐代传入日本，为日本医家所尊崇。日本圆融天皇永观二年（984年），日本古代医学家丹波康赖在其编著的《医心方》一书中，就收录了龙门石刻药方95例，并将其专门称之为"龙门方"。近代日本学者水野清一和长广敏雄在民国时期前来龙门石窟考证，后整理成《龙门石窟的研究》一书。

汤汤伊河，巍巍伊阙，兀立千年的龙门石窟，不仅是高度成熟的中华文化艺术的宝库，也承载了漫漫中华医药史中浓重的一笔。

佛心救世——少林伤科

位于少室山五乳峰下的少林寺，不仅以"禅宗祖庭"名闻天下，其导源于禅法与少林武术的"禅医伤科"更是独具特色。

少林寺始建于南北朝北魏孝文帝太和十八年（494 年）。据《续高僧传》记载，东天竺高僧跋陀（又名佛陀扇多），于北魏孝文帝太和初年（477 年）到达当时北魏都城平成（今山西大同市），因佛法高深，深受敬僧礼佛的北魏孝文帝敬重。494 年，孝文帝迁都洛阳，跋陀伴驾随迁于洛阳，由于跋陀"性爱幽栖，林谷是托"，不爱庙堂，常常隐居于嵩岳少室山的密林之中，于是孝文帝尊其意愿敕建寺院一所供其清修，因寺位于少室山下幽林之中，故称为"少林寺"。此为少林寺建寺之始，跋陀便成了少林寺的开山祖师。梁武帝天监十七年（518 年），印度禅宗第二十八祖菩提达摩到达少林寺，弘传佛教大乘"空宗"学说，创立了中国禅宗。少林寺因此成为中国佛教史上第一所禅宗道场，被尊为"禅宗祖庭"。

根据敦煌卷子《历代法宝记》记载，达摩传法以"观壁静坐"为修行方法，日久天长，僧徒们出现了肌肉筋骨衰弛倦怠、关节僵硬不利的情况。于是，达摩便依据动物攀缘的动作，编制了"达摩十八手"和"心意拳"，以增强僧徒的体质。在此基础上，后世逐渐演化出了少林武术。练功习武，难免受伤，独具特色的少林跌打伤科也应运而生。

在佛教教义因明学说中，"医方明"为"五明"（五明：声明，语言文字学；

因明，古印度的逻辑学；工巧明，工艺历算学；医方明，医学；内明，各学派自己的学说，对佛教来说则指佛学）之一。因此，明佛法而又兼通医术者代不乏人，这也是佛教医学，乃至"少林伤科"发源的原因之一。

魏晋南北朝时，僧侣中已有名医，晋代岭南僧医支法存善疗"脚气病"，撰有《申苏方》5卷。南朝宋释僧深著《僧深药方》，或称《深师方》，但其书大部已经散佚，仅有小部分存留于《外台秘要》和《医心方》两书中，从现存内容看，其中包含不少伤科方药，如"疗从高坠下伤内蓄血方""疗堕落瘀血汤方""疗折腕伤筋骨膏方"等，这是中国佛家医学中最早记载骨折、筋伤、内伤、金疮的方书，标志着中国佛家伤科的产生。

隋唐时期是中国佛教的鼎盛时期，僧医著作更是大量出现。隋代僧医梅师，号文梅，撰著《梅师方》和《梅师集验方》（已佚），其内容于后世医著《证类本草》《医垒元戎》《伤科汇纂》等可见其斑。该书载有治疗从高坠下、伤损筋骨、疗金创作痛及出血方药，并详细记载了治疗因疮中风所致的牙关紧禁、腰脊反张、四肢强直的"破伤风"，方药颇为简明。由此可知佛家伤科已积累了一定治疗经验。

隋末，少林寺武僧昙宗、志操、惠玚等13位武僧协助秦王李世民平定了"洛阳王"王世充，即有名的"十三棍僧救唐王"，受到唐政府嘉奖。唐太宗登基后，感念少林僧人功德，敕准少林寺建立僧兵以护卫寺院，由昙宗、志操、惠玚负责教演兵法，习练拳术兵器，少林寺武术发展进入新时期，"武以寺名，寺以武显"，少林寺遂名扬天下。昙宗、惠玚善于伤科医术，开创了少林伤科，少林伤科于明清得到大发展，形成少林伤科学派，为佛家伤科之代表。

五代以后，中国佛教在衰微中延续。五代十国时期，高僧福居融合诸家武术所长，改进少林拳法，使其更贴近于实战，后汇集成《少林拳》一书传世。少林武术的发展，同时也促进了少林伤科的发展。这时著名僧医有福居、智广，精于伤科，尤熟谙人体经脉，善点穴治病。凡筋脉拘挛、跌跶、损伤之类，皆以竹片为杖，指其痛处，或兼施药液外搽、丸散内服，常获立愈的效果。

宋、金、辽时代，佛教一度中兴，先后出现了《开宝藏》《崇宁藏》《碛砂藏》《契丹藏》《赵城金藏》等数部收载完备的大藏经，而此时的少林武技更是名扬四海。相传，宋太祖得少林真传，传世少林洪拳，岳武穆的岳家枪法也源于少林枪术。宋金时期，又出现不少僧医，精于伤科，并有著述。宋代少林寺的洪温禅师擅长骨伤科，多以针刺加火罐解除患者痛苦，撰有《针后拔罐秘法》，临终前将技艺传给觉远和尚。觉远和尚对内科深有研究，有《少林寺内科神效录》传世。宋军阵中的医者也多属少林伤科，由于宋金、宋辽之间战事频繁，少林伤科在实践中也使金创方面得到了长足发展。此时，少林伤科也逐渐走出山门，开始向民间传播。据记载，南宋医家稽幼域，从师少林僧人，武医兼通，后护驾南渡，悬壶为医，传艺授徒，创"山阴下方寺院西房伤科"，著《秘传伤科》传世，成了浙江著名的伤科世家。

元朝历代帝王均佞佛信教，元世祖忽必烈更是尊奉藏传佛教高僧八思巴为帝师，掌管天下佛教。少林寺因其名望也和元朝皇室关系密切，元宪宗、世宗曾两次敕命少林寺住持福裕在太原、洛阳等地建立少林寺分院，少林武术得以推广发展，少林武医也得到相应发展。1218 年福裕任都僧省，收回佛寺 237 处，少林寺进入全盛时期，少林医学随之得到大力发展，少林建立了"主伤科兼修内科、儿科，医众僧兼俗疾，方为普度众生"的僧医方针。元代的少林寺僧医总教惠定被尊为"少林神医"，著有《少林骨科旨要》《少林医家丸散药谱》。寺僧惠炬在《针刺九十神穴》中总结了元以前僧医大师的针灸经验，是少林医学针灸用穴的临床精华。元代著名伤科僧医还有石岩、宗发。

明代中后期，倭寇侵扰，东南沸腾，少林月空和尚亲率僧兵赴东南抗倭，且自备急救良药，如少林行军散、八珍丹等，深受明政府与总制胡宗宪敬重。此时，有位智正和尚，武艺超群，而且酷爱医学，博采众方，收集了明以前寺院武僧自救疗伤之秘验方，辑成《少林寺秘方》，藏于寺内，秘不外传。直到明嘉靖二年（1523 年），异远真人所著《跌损妙方》问世，少林伤科的真传秘方才为世人所知，其后众多伤科学家皆宗其说，从而形成了中医骨伤学最有特色的流派之一——少林伤科。

明清时期，少林武术、伤科在民间广为发展。这一时期，伤科秘方著述传抄甚多，其法多宗少林伤科，师承有异，有所发挥而分支。诸如湛举、湛化、淳智、如慧、海珍、了然、毛公等历代大师均对明清时期少林伤科的发展做出了贡献。湛举、湛化、淳智在智正和尚医疗经验的基础上进一步补充、完善，编成《少林跌打损伤秘方》，制成木刻板，藏于寺内法堂，但后被焚毁。如慧精研骨伤科，研制成少林骨科金丹、少林止血散等。海珍为如慧弟子，继承如慧医术，创造骨伤科综合治疗法和伤后调补方案。僧尼了然精于武，通于骨伤。少林寺毛公著《五论图》，少林寺太双著《跌打损伤方》。贞俊善武精医，撰有《少林医秘真珠囊》。此外还有多种署名"少林寺"的稿抄本问世，如《少林寺伤科秘方》《少林真传伤科秘方》《少林寺跌打损伤验全方》《少林寺十二时辰十二穴秘方》《少林寺军阵伤科秘传》。这也说明了少林伤科在明清医学界及民间的影响。

少林伤科倡导气血学说，以经络气血传输为理论依据，以经络、穴道辨治外伤，以"望眼法"辨治内伤，以秘传跌打方、点穴疗法及正骨夹缚为治疗方法，从而形成了一套完整的少林寺伤科治疗体系。

少林伤科注重对穴道、脏腑、气血在伤科辨证诊断中的作用，创立了"血头行走穴位论"和"致命大穴论"。认为气血循行经络中，穴道是人体内外部互相沟通的一些特定部位，全身有致命大穴 36 个，不致命小穴 72 个，共 108 穴。血头（少林伤科认为，人身气血运行始终有一头相牵，即"血头"）在十二时辰行走十二穴道，伤患部位与脏腑密切相关，通过经络相互沟通，各部位的伤患反映特定脏腑的内伤。

损外必伤内，少林伤科对于内伤的诊治也别具特色，而以异远真人创立之"望眼治伤法"最有特色。

异远真人诊断内伤，根据《黄帝内经》"五脏六腑之精气，皆上注于目而为之精。精之窠为眼，骨之精为瞳子，筋之精为黑眼，……裹撷筋骨血气之精而与脉并为系，上属于脑，后出于项中"（《灵枢·大惑论》）的理论，并结合自己的临床实践经验，首倡察目验伤之法。他在《跌损妙方·左右论》中说："凡受伤不知左右，……即看眼珠，亦可知其定所，乌珠色丑者伤在左，白珠色丑又加大红者伤在右。左属肝，右属肺，乌珠属肝，白睛属肺，瞳人属肾。"异远真人根据《黄帝内经》眼科"五轮学说"所创的内伤病位诊断方法，对少林伤科乃至明清骨伤学都产生了深远的影响。如清代伤科名医胡廷光在《伤科汇纂·辨生死》中即运用了"望眼诊治法"："一看两眼，眼白有血筋，腹内必有瘀血。筋多瘀多，筋少瘀少。两眼活动者有神易治，两眼无神难治。"这些都是受到异远真人启发，对异远真人所倡察目验伤方法的继承和发展。

少林伤科用药主张轻灵平和，反对妄投猛剂，一味攻伐，注重临诊加减，倡导"圆机活法"。故对于跌打外伤的治疗上多用辛平、微温、甘凉等散瘀之品，如当归、生地黄、乳香、没药、赤芍、三七、槟榔等，而极少峻猛攻伐之剂。

少林伤科用药除主张轻灵平和外，也十分注重引经药物的使用。如异远真人《跌损妙方·用药歌》曰："归尾兼生地，槟榔赤芍宜；四味堪为主，加减任迁移；乳香并没药，骨碎以补之；头上加羌活，防风白芷随；胸中加枳壳，枳实又云皮（紫荆皮）；腕下用桔梗，菖蒲浓朴治；背上用乌药，灵仙妙可施；两手要续断，五加连桂枝；两胁柴胡进，胆草紫荆医；大茴与故纸，杜仲入腰支（肢）。"即选用药性平和的生地黄、当归尾、赤芍、槟榔为主药，然后又根据损伤的部位及药物归经随症加减，如头部损伤加羌活、防风、白芷；胸部受伤加枳壳、枳实、紫荆皮；两胁受伤加柴胡、龙胆草、紫荆皮。这既是数百年来少林派治伤方药的基础，又是伤科临床应用引经药的典范。

少林伤科，渊源于魏晋，成长于唐宋，形成发展于明清时期，它与少林武术的发展息息相关，是少林"禅武医"的重要组成部分。历代高僧参禅习武、传承医术，既充分体现了佛教惩恶扬善、慈悲为怀、普度众生的教义，也是医者悬壶济世、仁者爱人的重要体现。

泽被千秋——宋代校正医书局

960年，后周大将赵匡胤发动"陈桥兵变"，黄袍加身，建立了北宋王朝，中国文化史上一个宏大的朝代也自此开启。

著名学者陈寅恪先生曾对这个朝代做出了这样的评论："华夏民族之文化，历数千载之演进，造极于赵宋之世。"（陈寅恪《金明馆丛稿二编》）

赵宋一朝，实行"重文教，轻武事"（《续资治通鉴长编》卷一八）的政策，相传宋太祖赵匡胤更有晓谕后世子孙的"不得杀士大夫及上书言事人"的遗言，宋太宗则有志"以文化成天下"。加之宋代由商业、手工业，乃至海外贸易的高度兴盛所造成的经济繁荣，无不为宋代文化的繁荣奠定了基础。现代史学家邓广铭先生也说："两宋期内的物质文明和精神文明所达到的高度，在中国整个封建社会历史时期之内，可以说是空前绝后的。"（邓广铭《关于宋史研究的几个问题》）

宋代文化的高度繁荣，不仅表现在文学、史学、哲学等文化领域中名著、名家的不断涌现，也表现在宋政府崇文兴学，重视典籍的保藏方面。

立国之初，宋太祖每平一地，均先收其图籍，运往都城开封。待到政局相对稳定后，又多次下诏求书和派专使到地方征集图书。乾德三年（965年），宋太祖赵匡胤下诏求书，规定凡所献图籍，如为内府馆阁所无，则将献书之人报送礼部学士院，由学士院予以考核，量才录用，授予官职。宋太宗太平兴国九年（984年），下诏凡献书300卷及以上者，即可根据学识高下加以录用，并据献书多寡予以物质奖励；至道元年（995 年），宋太宗更以裴愈为"访书使"往江南、两浙诸州，搜求图书典籍。对于征集到的文献图籍，宋政府还特别规定由崇文院负责校正、编纂，由国子监负责刊刻、颁行等环节，且制定并实施了一系列有效的制度保障。

医书医药，关乎民命，赵宋一朝在吸取历代医学制度优点的基础上，先后建立并完善了从中央到地方完备的医政管理、医疗保障、医学教育体系，对推动医学的发展也表现出高度的重视。

赵宋君主在收集图书文献的同时，也屡次下诏专门搜求医籍。如太平兴国六年（981 年），宋太宗特下诏专门征求医书，下达"访求医书诏"，其诏文曰："太医之方，以十全为上；神农之药，有三品之差。历代之议论实繁，生人之性命攸系，比令编纂，多所阙遗，宜行购募之文，用申康济之意，宜令诸路转运司，遍指挥所管州府，应士庶家有前代医书，并许诣阙进纳，及二百卷以上者，无出身与出身，已任职官者亦与迁转，不及二百卷优给缗钱偿之，有诣阙进医书者，并许乘传，仍县次续食。"（《宋大诏令集·访求医书诏》）自宋太宗确定了广泛征集天下医书的政策之后，后世的许多皇帝都遵从此道。徽宗政和四年（1114 年）八月三十日，下诏："令天下应有奇方善术，许申纳本州，逐州缴进以闻，……差曾孝忠就提举入内医官所编类御前所降方书，差文臣米肱、刘植充检阅官，候逐路进到奇方善术，并送本部编集，俟书成进呈，仍以政和圣济经为名，下国子监刊印颁行。"（《宋大诏令集·求方书药法御笔》）

这种广泛征集医药书籍、医药人才的政策，也为宋代医学取得巨大成就奠定了基础。据《宋史·艺文志》载，医药书籍已达 509 部，医学类文献 114 种 3 327 卷，这比《新唐书·艺文志》收载的唐代医药书籍 120 部、医学文献 30 种 689 卷的数量大大增加。①

"五代之后，简编残缺，散落殆尽，建隆之初，三馆聚书（史馆、昭文馆、集贤院），才仅万卷。"（《宋大诏令集·求遗书诏》）由于五代十国的动荡战乱，除了典籍的大量散亡外，仅存的典籍也往往残缺不全，这就为宋代中央政府提出了

---

① 蔡永敏，李玉华. 宋代文化与中医古籍整理研究［J］. 中华医史杂志，1999，29（4）：223.

全新的问题——书籍的校勘整理。

开宝六年（973 年），宋太祖赵匡胤诏令尚药奉御刘翰、道士马志、翰林医官翟煦等 9 人取《唐本草》《蜀本草》诸书，并参以《本草拾遗》等书重新整理补充修订而成《开宝详定本草》。校订完成后，宋太祖又命翰林学士、中书舍人李昉，户部员外郎、知制诰王祐，左司员外郎、知制诰扈蒙详加审核上呈，太祖"御制序，镂版于国子监"，首开宋代历朝重视校正、修订药典和医书的先河。其后，宋太宗太平兴国六年（981 年），"诏翰林学士贾黄中等在崇文院编录医书"。宋仁宗天圣五年（1027 年）大臣张知白上奏："古方书虽存，率多舛缪，又天下学医者不得尽见"，于是仁宗命医官院重新校定《黄帝内经素问》《难经》《病源论》等古书，并诏国子监摹印颁行，以改变"世无良医，故夭横者众，甚可悼也"的惨痛局面。自太祖开宝至仁宗天圣年间，虽然校书工作不断进行，但该时期的校正工作多属临时性质，却也为大规模地开展校订医书工作积累了经验。

宋仁宗嘉祐二年（1057 年），参知政事韩琦上奏称"医书如《灵枢》《太素》《甲乙经》《广济》《千金》《外台秘要》之类，本多讹舛，《神农本草》虽开宝中尝命官校定，然其编载尚有所遗，请择知医书儒臣与太医参定颁行。"仁宗深以为是，于是下令于翰林编修院设置校正医书局，专门负责校定古代医书。

韩琦担任校正医书局首任提举，韩琦之后又有范镇、钱象等人先后接替此职。局内主要负责管理校正、整理工作的有掌禹锡、林亿、张洞、苏颂四人，此外又先后有秦宗古、朱有章、孙兆、孙奇、高保衡、陈检、单骧等医官参与具体的校正工作。在这些校订医籍的大臣中，大部分都是儒医兼通之士，如林亿"熙宁间为光禄卿直秘阁，同高保衡校正内经，医名大著"（《古今医统大全》）；高保衡既是熙宁间国子博士，又为太医；苏颂，更是"经史九流百家之说，以至图纬、律吕、星官、算经、山经、本草，无所不晓"（《宋史》）。严谨的学者，必然带来严谨的工作作风，在这批学者的带动下，医书局的校正工作更是做到了"一言去取，必有稽考"（进《素问》表），单就《素问》一书即"正谬误者六千余字，增注义者二千余条"。

林亿等人校书，非仅仅是补其讹脱、整齐旧本，在各书所附奉进表或后序中，林亿等往往对医书的流传、价值、缺陷也做出了较为中肯的评价，这对后世理解原书的主旨起到了巨大作用。如《校正千金翼方后序》言道："孙氏撰《千金方》其中风疮痈可谓精至，而伤寒一门，皆以汤散膏丸类聚成篇，疑未得其详矣。又著《千金翼》30卷，辨论方法，见于《千金》者十五六，唯伤寒谓大医汤药虽行百无一效，乃专取仲景之论，以太阳方证比类相附，三阴三阳宜忌霍乱发汗吐下后阴易劳复病为16篇，分上下两卷，亦一时之新意。此于千金为辅翼之深者也。"分别指出了《备急千金要方》与《千金翼方》在体例与内容上的差异与互补性。又如对王叔和《脉经》一书，林亿等指出"其书……若网在纲，有条而不紊，使人占外以知内，视死而别生，为至详悉，咸可按用，……盖其为书，一本《黄帝内经》，间有疏略未尽处，而又辅以扁鹊、仲景、元化之法，自余奇怪异端不经之说，一切不取"，分别说明了《脉经》一书的学术来源，组织体例，以及实用性。

校正医书局自宋仁宗嘉祐二年（1057年）设立以来，先后校订了《素问》《针灸甲乙经》《脉经》《伤寒论》《备急千金要方》《千金翼方》《外台秘要》《金匮要略》等11部经典医籍，此外，校正医书局又对前代的《神农本草经》加以增补，先后修成《图经本草》和《嘉祐补注本草》。并且这次校订完后的医书均由中央政府指定国子监镂版刊刻，颁发各州府道县，听民买取，一时之间，举国翕然，医学大兴，"天下皆知学古方书"。

北宋政府校正医书局的成立是我国古代医政史上的一个重大举措，它运用政府力量，网罗优秀的专业人才，由政府提供人力、物力、财务等保障，成功地对历代流传下来的古医籍进行了一次系统全面、专业严谨的校订。校正医书局的设立，不仅确立了医学典籍的"定本"，为保存医典做出了重大贡献，促进了宋代医学教育的发展，也为后世医学的发展奠定了坚实的基础，产生了深刻的影响。正如清代学者蒋超伯所言，宋室南迁后，"其老师宿学之在北方者，悉为金有。叠起大家，聊摄则成无己，河间则刘完素，易州则张洁古，考城则张子和，东垣老人李杲，尤卓卓驾乎诸家之上。非金元高手独多，皆天水九朝讲究熏陶之泽也"（清代蒋超伯《南漘楛语》）。

天圣绝响——王惟一与针灸铜人

经络穴位选取的正确与否，直接关乎针灸治疗的效果。不同针灸书籍语言描述的多义性与歧义性，也就造成了习针者理解上的困难。所以，仅仅靠单纯的文字描述，给针灸经络的学习带来了一定的难度。图像能够生动逼真地表现出人物、事物和环境，具有一定的直观性和准确性。因此，中医先贤们创制了"明堂图"。明堂图，也就是人体穴位图。晋代葛洪在《抱朴子·杂应》中说："……又多令人以针治病，其灸穴又不明处所分寸，而但说身中孔穴荥腧之名，自非旧医备览《明堂流注》《偃侧图》者，安能晓之哉？"道出了针灸学习中"明堂图"的重要作用。

自汉代出现明堂图以来，由于朝代更迭，战乱纷仍，明堂图在流传过程中难免出现散佚不全的情况。而且，随着诊疗技术的提高，穴位的不断修订与补充，也造成了明堂针穴图的混乱，针灸取穴失去了标准。到了唐代，很多医家对明堂图进行了补佚、重订的工作。如唐初武德年间（618—626 年），甄权新撰《明堂人形图》，其后，孙思邈依据甄权重绘五彩《明堂三人图》，唐朝王焘也曾绘有《十二人形图》。

北宋初年，经过五代十国的战乱，明堂图等著作再次散佚不全，除魏晋时期皇甫谧所著《针灸甲乙经》外，尚有如《黄帝明堂偃侧人形图》等少量针灸明堂书流传。但是图形描绘及文字叙述都一定程度上存在脱漏与讹误，正所谓"去圣寝远，其学难精，虽列经诀，绘之图素，而粉墨易糅，豕亥多讹"（《铜人腧穴针灸图经序》），也就导致了"平民受弊而莫赎，庸医承误而不思"（《铜人腧穴针灸图经序》）。

一次，礼部侍郎兼起居监察贾黄中突然"中风旋卒"，宋太宗大为光火，痛责诸医无能，遂下旨"大搜京城医工，凡通晓《神农本草》《黄帝内经》及善针灸药饵者，校其能否，以补翰林医学及医官院祗侯"。

由于各地频繁不断出现误诊事故，甚至皇帝身边的近臣也因误治而亡，这不能不引起宋朝皇帝的注意。于是1023年宋仁宗赵祯颁布诏令，"命百工以修政令，敕太医以谨方技"，任命医家王惟一主持，对针灸学著作重新进行校对整理，宋仁宗的这一做法对后来的中医针灸学产生了重大影响。

王惟一，名惟德，北宋人，曾任翰林医官、殿中省尚药奉御，在他奉宋仁宗诏书之后，系统地总结了古代针灸学的成就与不足，又进一步对人体解剖、腧穴位置、经络走行、针灸主治等，进行了更深入的考察，按人形绘制人体正面、侧面图，标明腧穴的精确位置，系统总结了针灸腧穴、主治功能等理论，撰成《铜人腧穴针灸图经》3卷。于天圣四年（1026年）呈献给宋仁宗，次年由翰林医官院刻印刊行，并刻石立于相国寺，供人自由拓印。

此后，宋仁宗又认为"古经训诂至精，学者执封多失，传心岂如会目，著辞不若案形"，于是"复令创铸铜人为式，内分脏腑，旁注溪谷，井荥所会，孔穴所安，窍而达中，刻题于侧，使观者烂然而有第，疑者涣然而冰释"。

1027年，宋天圣五年，王惟一负责设计的以精铜铸成的——针灸铜人铸造成功，由于铸造于天圣年间，所以这两具针灸铜人被后人称为"天圣针灸铜人"。

宋代天圣针灸铜人的基本特征，一是铜人前后可分解为两片；二是分解后可见到脏腑；三是内部中空，外封黄蜡，可以注水或水银，考试时"针入汞出"。

《铜人腧穴针灸图经》和天圣针灸铜人对宋以前的针刺法、灸法、配穴法等方面的成就进行了全面系统的总结，发明了"男女右手中指第二节内侧两横纹相去为一寸"的"同身寸"法；载有腧穴657个，在腧穴排列方法上，采用经络与局部分区相结合的方法，既可使习医者系统了解经络，又可满足临床按部位取穴的需求。

1128 年，宋朝为金所败，金军攻入开封，两件铜人和针灸图经刻石均被作为战利品掳到北方。后来蒙古灭金，元世祖忽必烈又将铜人作为战利品运回了元大都（今北京），放在太医院供人们观赏。另据《元史·阿尼哥传》记载，"天圣铜人"历经 200 多年，已是"岁久阙坏"，急需修缮保护，于是忽必烈命阿尼哥领衔修复，历时 4 年，终于修复了"天圣铜人"。1368 年，朱元璋攻破元大都，元朝覆亡，"铜人取入内府，图经尚存"。

明英宗正统年间，曾经修复的针灸铜人，已是"石刻漫灭而不完，铜像昏暗而难辨"。于是，明英宗下令仿照宋代天圣铜人又铸造了一具，以替代宋代铜人，后世称为"明正统针灸铜人"，一直存放于京城太医院中。1900 年，"八国联军"占领北京，太医院被俄军占领，铜人也不幸被掠至俄国，现保存在俄罗斯圣彼得堡立艾尔米塔什博物馆。"明正统针灸铜人"铸成以后，宋代"天圣铜人"与石经图则渐渐湮没无闻。

1965~1971 年，北京市文物局在拆除北京明代城墙的考古发掘中，陆续发现《铜人腧穴针灸图经》残碑五方，后经专家研究，确认为宋代汴梁（今开封）相国寺"针灸图石壁堂"的遗物。1983 年 4 月，在北京朝阳门附近又发现一方残碑和一件仿木结构碑檐转角石雕。此残碑为青石质，呈长方形，高 200 厘米，宽 52 厘米，厚 26 厘米，上部和下部边刻缠枝牡丹花边栏。自上而下残存刻书五栏，每栏之间隔以卷草花栏格。碑面阴刻楷书，字体工整清晰。栏内自右向左竖行刻文 19 行，满行 13 字，共残存 784 字。经考证，这些刻石属于《铜人腧穴针灸图经》的"腧穴都数"卷。另外，在这些刻石的左侧面阴刻有"西四"二字，即西面第四块石刻，清晰地指明了石刻的摆放位置。这些宋代"铜人针灸图经"残碑现分别陈列于中国历史博物馆、首都博物馆、北京石刻艺术博物馆。"铜人针灸图经"的出土，为研究我国医学史及针灸学史提供了珍贵的实物资料。

从《铜人腧穴针灸图经》、铜人的问世，可以看出，王惟一的主要学术贡献是规范整理了经络腧穴理论，开创了针灸模型教学方法的先河。《铜人腧穴针灸图经》的问世，系统总结了宋代以前及宋代针灸学发展的成就，规范了中医针灸经络腧穴理论，推动了宋代与后世针灸学的发展。铜人的铸造，为针灸教学提供了直观形象的模型，使得教学更为直观化、形象化，更易于学习者掌握。可以说，王惟一主持编纂与铸造的《铜人腧穴针灸图经》和针灸铜人，是中国中医针灸学的稀世珍品。

救民疲敝——朱橚与《救荒本草》

明代是东西方文明交流的一个重要时期，中国向世界敞开了大门，开始了与世界真正意义上的交流。然而，明代也是中国封建社会中社会问题相对严重的历史时期，在诸多社会问题中，最突出的就是自然灾害的侵扰。据邓拓的《中国救荒史》统计："（明代）计当时灾害最多的是水灾，共 196 次；次为旱灾，共 174 次；蝗灾，共 94 次；雹灾，112 次；地震，165 次；另有风、疫、霜、雪等，灾害之多，竟达 1011 次。"

在历次灾害中，受损最严重的往往是山西、陕西、河南等北方黄河流域，尤以河南为甚。中原地区地势平坦，河流缓慢，易于导致河道淤塞，也就造成了旱时无水可用、涝时无渠可排的局面。据刘旭东《明代河南灾荒与荒政研究》一文统计，明代，河南地区共发生水灾 192 次，旱灾 124 次，虫灾（蝗灾）94 次，其他地震、风、雹、疫、霜、雪等灾害共 120 次，总计 611 次，年均达到 2.21 次，在明代整个时期自然灾害总数中竟然占到一半以上。

面对灾荒频仍的社会，深受儒家"经世济民"思想浸润的明代士大夫，无不以救民疲敝为动机，或上疏朝廷，痛陈救灾利弊；或纷纷撰书立说，教民自救。于是涌现了一批像朱橚《救荒本草》、王磐《野菜谱》、周履靖《茹草编》和鲍山《野菜博录》等切于实用的救荒著作。而这种种著述中，最有价值的就是明代藩王朱橚所著的《救荒本草》。

朱橚，名橚，号诚斋，明太祖朱元璋第5子，明成祖朱棣的胞弟。约生于元至正二十一年（1361年），卒于明仁宗洪熙元年（1425年）。明太祖洪武三年（1370年），加封"吴王"，封地在安徽凤阳。洪武十一年（1378年），改封"周王"，藩府在开封。洪武十四年（1381年）十月，20岁的朱橚始就藩北宋旧都开封。在明初纷乱的政治舞台上，作为周王的朱橚可以说微不足道，并未发挥太大的政治影响力，一直扮演着极其平凡的角色。然而作为学者的朱橚却取得了较大的成就。史载："橚好学，能词赋。"（《明史·朱橚传》）朱橚一生著述宏富，著有《元宫词百章》《周子编年十二考》《保生余录》《袖珍方》《普济方》和《救荒本草》。其中前两种为文史著述，后四种为医药著述。"有药而无伙食者，命亦难保"（陈实功），《袖珍方》《普济方》等保存了大量明代以前的有效临床方剂，而《救荒本草》则在某种意义上超越了传统的中医本草学，具有了现代植物学的性质。

元末明初，由于常年的战乱，加之水、旱、蝗、雹、地震等诸多自然灾害，明初经济一片凋敝，饥馑遍布天下。朱橚就藩开封时，中原地区经济虽已得到初步恢复，但仍是"国土夷旷，庶草蕃庑"，人民生活困苦不堪。"周王殿下体仁遵义，革掌为善，凡可以济以利物之事，无不留意。"（卞同《救荒本草序》）于是朱橚"考核其可佐饥馑者得四百余种，绘图疏之"，著成《救荒本草》，以便"林林总总之民，不幸罹于旱涝，五谷不熟，则可以疗饥，恐不得已而求食者，不惑甘苦于荼荠，取昌阳弃呜啄，因得以裨五谷之缺"（卞同《救荒本草序》）。

《救荒本草》约成书于永乐四年，同时刊刻于朱橚周王府。全书共2卷，记载可食用植物414种，其中取自历代本草著作的有138种，新增加276种，按照传统本草学草、木、果、蔬分部，计收载草部植物245种、木部80种、米谷部20种、果部23种、菜部46种。每部之中又按照可食部位分为叶可食、实可食、叶及实皆可食、根可食、根叶可食、根及实皆可食、根笋可食、根及花可食、花可食、花叶可食、花叶及实皆可食、叶皮及实皆可食、茎可食、笋可食、笋及实皆可食等数部。

该书不仅分类明晰，语言叙述也是简洁有序、平实无华，多运用通俗易懂的语言对直接观察得来的对植物的感性认识加以叙述。对于所收载的植物，首先阐述分布地点，其次说明生态特征和植物形状，最后介绍具体的食用方法，注重植物食用功能的介绍，而不做烦琐的文献考证。

对于植物名称中难以识别的文字，作者用直音法一一注释标音，通计全书注音字共达数百以上。如："荛音有，草子（籽）；獾儿菜，音欢。"地域不同，人们对植物的称呼也不尽同，为了便于不同地域之人对相同植物的辨认，而不至于发生误食事件，书中更是不厌其烦地开载各种植物的异名。如"枸杞"条："一名杞根，一名枸忌，一名地辅，一名羊乳，一名却署，一名仙人杖，一名西王母杖，一名地仙苗，一名托卢，或名天精，或名却老，一名构檵，一名苦杞，俗呼为甜菜子，根名地骨。"单是异名就介绍了 15 种之多。又如"刺蓟菜"条："本草名小蓟，北人呼为千针草。""山苋菜"条："本草名牛膝，一名百倍，俗名脚斯登，又名对节菜。"

这些注音、注释，看似啰唆，却极大地方便了百姓在灾荒之年及平时的可操作性，真正起到了其应有的社会作用。

另外，为了更直观地表现所收载植物的形态，作者在对每一种救荒植物做出通俗形象的文字描述之后，往往都配以画工精致、逼真形象的插图，"图以肖其形，说以著其用"，文图相辅，使读者得以观其文、考其图，使用起来更加便捷。

作为一部救民饥荒的著作，除了说明植物的可食用性以外，《救荒本草》更是具体说明了植物的食用方法。如山黑豆，"生密县山野中，苗似家黑豆，每三叶攒生一处，居中大叶如绿豆叶，傍两叶似黑豆叶，微圆，开小粉红花，结角比家黑豆角及瘦小，其豆亦极细小，微苦。救饥，苗叶嫩时采取炸熟，水淘去苦味，油盐调食，结角时采角煮食或打取豆食皆可"。叙述简明翔实，操作性极强。

《救荒本草》初刻于该书编成不久，即明代永乐四年。流传以后更是被多次翻刻。嘉靖四年（1525 年），山西都御史毕昭和按察司蔡天佑在太原重刻；嘉靖三十年（1555 年），开封人陆柬又据山西刻本翻刻；万历十四年（1586 年），该书第 4 次被翻刻；万历二十一年（1593 年）又再次刊印。该书不仅翻刻频繁，而且为众多学者所推崇，李时珍《本草纲目》、徐光启《农政全书》均引用或全文收载了该书。

《救荒本草》的成书，可以称为中国植物学史的里程碑。也是朱橚踏实求是的学术风格、勤政爱民仁爱思想的重要体现。

朱橚这种严谨的学风、心忧天下的民本思想，不仅受到明初务实学风的影响，也与朱元璋的言传身教有关。朱元璋出身贫寒，常戒谕诸王子"举动戒其轻，言笑斥其妄，饮食教之节，服用教之俭。恐其不知民之饥寒也，尝使之少忍饥寒；恐其不知民之勤苦也，尝使之少服劳事"（《明史·本纪》）。另外，朱橚身边一大批有造诣的学者，也是他的良师益友。周王府右长史刘淳是元末明初著名的学者，一生著有《菊庄集》《白云小稿》《修辞正音》《四书解疑》《小学大学群经要义刊正》《王叔和脉诀纂述》《伤寒秘要》等著作，横跨经、史、医学三科。另有周府长史卞同、长史王翰、医正李恒、府学教授滕硕等，皆为一时贤俊。

大约在 17 世纪末，《救荒本草》东传日本。日本中御门天皇享保元年（1716年），日本本草学家松岗恕庵从《农政全书》中选取出《救荒本草》的全部内容，加上日文训点，刻成了该书在日本的第一个版本。随后他的学生、著名的本草学家小野兰山又进一步查漏补遗、校点正误，于 1799 年和 1842 年分别刻了《救荒本草》的第二版和第三版。1816 年，日本学者岩奇常正根据自己多年田野考察，撰成《救荒本草通解》，并根据实物观察描述，绘制了彩色图谱，写成了日本当时最有植物学价值的巨著《本草图谱》。

1881 年，德国植物学家布赖特·施耐德在伦敦出版《中国植物志》一书，对《救荒本草》中的 176 种植物的学名进行了考订，认为书中优秀的木刻图谱要比欧洲早 70 年，且比欧洲准确。美国植物学家里德在《植物学简史》一书中特别对《救荒本草》做了专门介绍，认为这部著作在东方植物学史上占有重要的地位，它是野生植物开发利用的重要源泉，也是中国早期一本有价值的专著，并且插图优秀，堪称一部杰出的植物学著作。

覃怀奇韵——"四大怀药"冠九州

"橘生淮南则为橘,生于淮北则为枳,叶徒相似,其实味不同。"(《晏子春秋》)自然生长环境的差异,造就了植物属性的微妙差异,在中药学中,也就有了"道地药材"的说法。

"道""地"两字本指地理概念,是古代的行政区划单位。"道"创设于汉代,与县同级,系指少数民族聚居之偏远地区,《汉书》所谓"有蛮夷曰道"是也。唐太宗贞观元年(627年),依山川形势将全国划为10道,如关内道、剑南道等,后逐渐演化为唐代最高行政区划单位。后世历代王朝对于"道"行政级别虽有调整,但大部分保留了"道"的称呼。"地",则指地区、地理、地带、地形、地貌等。因此,"道地药材"的称呼则代表了特定地区出产的药物等物品的优良品质。因药物品质直接影响治疗效果,所以历代医家均强调"道地药材",宋代寇宗奭《本草衍义》"序例"云:"凡用药必须择土地之所宜者,则药力具,用之有据,……若不推究厥理,治病徒费其功,终亦不能活人。"

焦作地区古称覃怀、怀庆府,其地包括今河南省博爱、武陟、温县和沁阳等地。焦作北依太行,南临黄河,山河相拱,形如怀抱,形成了一片形似牛角的广阔平原,有"三百里怀川"的称誉,而怀庆府也因此得名"怀"。山水奇秀的"覃怀",也造就了闻名海内的"四大怀药"——山药、牛膝、地黄、菊花。

相传上古时代,炎帝神农氏身患重病,为医治疾病,他带领文武百官、妻室家眷，跋山涉水，广走民间。一天，神农氏一行来到"怀川"时，看到绿叶如盖、花团锦簇的美好景色和秀丽奇绝的灵山（今之神农山）风光，大发感叹："真乃神仙福地，药山矣！"遂在此辨五谷尝百草，登坛祭天。终得四样草根花蕊和水服之，不日痊愈。又令山、地、牛、菊四官护值，这四种药材因人而得名"山药、地黄、牛膝、菊花"。这也就是后人所传"四大怀药"的最早起源。在今焦作境内沁阳神农山一带，至今还保留有"山药沟""地黄坡""牛膝川""菊花坡"等地名。

对于地黄、牛膝、菊花、山药四种药物产地的记载，最早见于《名医别录》一书。书云："菊花，生雍州川泽及田野。""地黄，生咸阳川泽黄土者佳。""牛膝，生河内川谷及临朐。""（山药）生嵩高山谷。"雍州，相当于今陕西以西地区；咸阳，今陕西咸阳地区；河内，即怀庆；临朐，即今山东临朐县；嵩高，即今嵩山。由此可见，现今的"四大怀药"除牛膝外，其余三味药物原产地均非怀庆。之所以并称四大怀药，恐与其后世的栽培、引种有关。

我国古代对于野生植物的种植驯化已有了成熟的经验。由于医药学的不断发展，药材的引种栽培也相应出现。汉代，在长安已经有了专门的引种园，并种有红花等药材；隋唐时期，药材栽培更是有了较大的突破；隋代在太医署下设"主药""药园师"等官职，主管药物的种植与栽培。而关于"怀药"的引种栽培，最早见于北魏贾思勰的《齐民要术》，该书首次记载了地黄的栽培方法。山药，虽产于嵩洛，但在宋代已是遍布河南大部分地区，宋代苏颂的《本草图经》言"（山药）今汴、洛种之极有息"，已成为当时著名的经济作物。牛膝、菊花的栽培则见于明代李时珍的《本草纲目》："牛膝，唯北土及川中人家栽莳者良。""甘菊，始生于山野，今则人皆栽之。"由此可见，早在明代之前，四大怀药在河南省已有广泛种植。到了清代，四大怀药的种植更是蔚然成风，清乾隆五十四年（1789年），怀庆府河内县县令范照黎曾这样描绘："乡民种药是生涯，药同都将道地夸。薯蓣篱高牛膝茂，隔岸地黄映菊花。"生动真实地描绘了古怀地区广泛种植怀药的场面。

四大怀药不仅种植广泛，且疗效突出。如地黄一味，明代李时珍《本草纲目》：“今人以怀庆地黄为上。”陈嘉谟《本草蒙筌》：“怀庆山产者，禀北方纯阴，皮有疙瘩而力大。”清代医家吴仪洛《本草从新》：“以怀庆肥大而短，糯体细皮菊花心者为佳。”清代医家汪昂在《本草备要》中言：“干地黄……北方生者纯阴力大，以怀庆肥大菊花心者为良。”均对怀庆地黄推崇有加。

明代医家张景岳，更是将怀地黄在临床治疗中的运用发挥到了极限，不但详细论述了怀庆熟地黄补精益血的显著功效，还特别强调了熟地黄在配伍其他药物后的独特疗效，将熟地黄运用得得心应手，炉火纯青，因此人称“张熟地”。

张景岳认为：“熟地味甘微苦，味厚气薄，沉也，……大补血衰，滋培肾水，填骨髓，益真阴，专补肾中元气，兼疗藏血之经，……性平，禀至阴之德，气味纯正，故能补五脏之真阴。”“诸经之阴血虚者非熟地不可。”在其所治方剂中，屡屡运用“大怀熟”配合当归以达到“补血养阴”的作用，如在《景岳全书·新方八阵·补阵》的29首方剂中，运用熟地黄者竟有22方，剩余7首方剂中，仍有3首在病症的加减中运用了熟地黄。张景岳还说：“阴虚而水邪泛滥者，舍熟地何以自制？”“阴虚而真气散失者，舍熟地何以归源？”“阴虚而精血俱损，脂膏残薄者，舍熟地何以厚肠胃？”认为熟地黄有补真阴、益元气、厚肠胃的作用。

另据现代药理研究，梓醇是地黄中的主要有效成分之一，据分析测试结果得知，怀地黄中的梓醇高于其他产地的样品，这也是怀地黄成为道地药材的原因之一。

牛膝，本为怀庆府特产，《名医别录》已有“牛膝生河内川谷及临朐”的记载。到了宋代，怀牛膝的效用已广为医家所推崇，苏颂《本草图经》云：“牛膝，生河内川谷及临朐。今江、淮、闽、粤、关中亦有之，然不及怀州者为真。”一个“真”字，透彻地说明了怀牛膝在医家心目中的地位。

山药，以产于沁阳山王庄大郎寨的“郎山药”为最优，明洪武二十四年（1391年）即已被列为贡品。据清道光十三年（1833年）《河内县志》载：“蔬之属曰薯蓣称菜山药，药之属薯蓣为药山药，又称铁棍山药，供药用，产于怀庆府者优。”在临床上有许多以山药为主的方剂，如张仲景的薯蓣丸、《太平惠民和剂局方》中的无比山药丸。而张锡纯对怀山药更是情有独钟，在《医学衷中参西录》

第一卷治阴虚劳热方中，创制 11 首方剂，其中有 9 首方剂中重用怀山药，用以治疗各种虚损病证，效若神应。

1914 年，河南"怀药"曾走出国门，参加了在美国旧金山举行的"万国商品博览会"，获得了较高的国际声誉。时至今日，四大怀药更是蜚声国内外，且已化身千百，走入了寻常百姓之家。

货通天下——"怀帮"与怀药贸易

"货殖之利，工商是营"。明清时期，特别是清代中期，中国工商业获得了飞速发展，北到俄罗斯，南到东南亚诸岛，无不活跃着中国商人的影子，徽商、晋商、闽商、粤商、浙商，一个个以经营地域特产为主、以家族关系为纽带的商业组织——商帮逐渐兴起，从而成为明清时期河南工商业发展的主流。

怀庆府（今焦作地区），"土旷民殷，号称小江南"（明代李贤《大明一统志·怀庆府》）。"太行北峙，沁水东流，近带黄河，远揖伊洛，舟车都会，号称陆海"（明代陈宣修《河南郡志》）。"温（县）产唯木棉为多，民间纺织无问男女，每集蚩氓抱布而贸者满市。远商来贸，累千累百，指日而足，贫民全赖于是"。该地煤炭资源丰富，居民每多以采煤为生，正如当地民谣所唱："九峪十八沟，窑洞如星斗，大小千条路，条条车马稠。"采煤业的兴盛，也带动了冶铁、铸造等行业的相应发展。且怀庆府土质肥厚，出产中药材达 49 种之多，又是著名的"四大怀药"产地（《正德怀庆府志》）。优越的水陆交通条件、丰富的物产，最终形成了以怀庆府所辖河内县、武陟县、孟县、温县等县商人为主组成的，具有严密组织规则、运营模式的商业行帮——怀帮。

明清时期的河南工商业，虽未形成诸如徽、晋、闽、粤、浙等以省命名的大规模商业组织，但以"怀帮"为主体的河南工商业组织，也取得了骄人的经济成就，清末，"河、武、温、孟诸县经商者，几遍亚洲，不第中国已也"，而"集资巨万者，颇不乏人"（郭学忠《河南辉县地理志》）。

"怀帮"的出现与"四大怀药"有着密切的关系。元末明初，以地黄、牛膝为首的"四大怀药"逐渐驰名全国，从最开始的贩售于城乡集市与庙会，到设铺经营，怀药逐渐奠定了其在药材市场中的地位。经过明代近三百年的发展，到明末清初时期，怀庆府各县已是药行林立，店铺遍地，怀药贸易日渐发达。以怀庆府所属各县商人组成的以经营怀药为主的怀庆商帮，即"怀帮"，最终得以形成。

怀商的贸易范围，在怀庆府本地多依托地利，以经营"四大怀药"为主，主要负责怀药的收购、初期加工等，又辅以粮油、煤炭、竹器、杂货等。从而形成了以药为主，多种经营的局面。而在外埠则主要以"四大怀药"为主要经营品种。

据有关史料统计，清代乾隆年间，怀庆府主要药行有协盛全、杜盛兴、齐合盛、皇甫万盛、合盛元等百余家。清末以至民国，历经世乱，城内主要药行尚存协丰、协兴、保和堂、永春堂、同合堂、致和堂等50余家。

协盛全，由河内县清化镇刘村（今河南博爱县刘村）李逢经于乾隆初年创办，李氏以运送药物，赚取脚力起家。后积少成多，遂在清化镇开设药店，经营药材零售，后逐渐发展为收购、加工为一体，以经营药材为主、兼营生活日杂用品的巨商。全盛时期有店铺100余家，覆盖豫、冀、津、沪、鄂、湘、川、赣、陕、晋等数十个省区。总号也由清化镇一迁至开封，再迁至汉口。

杜盛兴，又名"会盛兴"，由河内县清化镇邬庄村（今河南博爱县邬庄村）杜氏创办。清康熙时，杜氏随本村来家"来盛公"商号赶会祁州贩卖怀药，后转为自己经营，由于经营有方，成为主营怀药、麝香、朱砂等名贵药材的巨商。

康熙二十五年（1686年），禹州药市复兴，经营怀药的"怀帮"，依托地利之便将怀药打入禹州市场。屈同仁、协盛全等"怀药"商号相继在禹州设立分号。

康熙年间，祁州（今河北安国）春、秋两季药会兴起，成为涵盖北方数省的有名药市，各地药商纷纷云集，怀药商人也因势发展，凭借"四大怀药"的名望、童叟无欺的经营品质，一举打入祁州药市，迈出了走出河南的第一步。

怀药贸易的发展、资本积累的丰厚，也使"怀帮"的怀药贸易逐渐扩展至全国，形成了南到湖广，北达天津，东至冀鲁，西赴川陕，覆盖全国的营销网络。

以天津为例，当时，"怀帮"药商，在天津设有分号的商家有同德药行、协盛全、杜盛兴、新复兴等药行，专营"四大怀药"，总存货量竟达万件以上。"同德药行"还在香港设有分号，专门办理怀药出口交易。

随着贸易的发展，为了方便广大客商存放货物和相互交流商业信息，也为接待商户起见，"怀帮"每到一地，均建有专门负责怀帮经营的管理机构——怀庆会馆。现有资料可查的怀庆会馆，省内有开封覃怀会馆、禹州怀庆会馆、禹州十三帮会馆、赊店怀庆会馆、周口覃怀会馆等，省外有武汉怀庆会馆、汉口覃怀中州会馆、天津怀庆会馆、北京怀庆会馆、安徽亳州怀庆会馆、湖北光化县怀庆会馆、湖北樊城怀庆会馆、吴县覃怀会馆等。

会馆既是商号联络交易之处，也是怀帮商会的办事机构，负责统筹协调全行业"怀药"销售，制定并监督行业规则的实施事宜。会馆下设会长1人，又称会首，副会长2~3人，会计1人，各职务人选均由全行业进行推选。会馆相应开支用度，亦由全行业分摊。怀帮会馆的成立有效防止了行业垄断、哄抬药价等投机行为，维护了"怀药"行业的声誉。

随着怀药贸易的发展，由会馆举办的怀药大会兴起。怀药大会每年举办两次，分别是农历的五月二十日和九月初九，但具体起于何时未见诸记载，会期一般为15天。最初位于沁阳城内天鹅湖南侧的药王庙，每到药会时节，各地药商纷至沓来，开展怀药交易。随后，怀帮怀药大会也相继在其他销售区域举办，如武汉，每年农历四月二十八日、八月二十日分别举办两次药材交易大会。

怀帮商人以"怀药"致富，也不忘反哺乡里，造福桑梓，热心于社会公益事业。如河内人李庚，"曾立乡学，延请名师敬之，以故老生宿儒，均乐与之往来，其课子最严，子（李）涧源能承父志，刻苦读书，名声斐然，道光元年岁贡生"（《道光河内县志·孝义传》）。协盛全的主人李逢经在刘村也办有义学。除兴办义学外，怀帮商人也时常慷慨捐赠，乐善好施，解危救难。乾隆年间，开封发大水，孟县人张炳熠"挟金，约贫者于佛寺，赒之，患平乃止"（《嘉庆续济源县志·人物》）。

怀帮，因怀药而兴起。也正是因为怀帮商人们卓有成效的经营才使得怀药遍及大河上下、长城南北，享誉海内外，才使得怀药走进了千家万户。

百草生香——辉县百泉药会

百泉，历史悠久，因此地泉水众多而得名。其建城历史可考者已有 3 000 余年。《荀子·儒教》篇中记载："武王之诛纣也，……朝食于戚，暮食于百泉。"《荀子》书中之百泉，即今之河南辉县市百泉镇。今日的百泉，为人们津津乐道的是已有数百年历史的——百泉药会。

百泉，紧靠太行山余脉苏门山，北有群山，南富清泉。优渥的地理环境造就了资源丰富的辉县药产，主产山楂、柴胡、连翘、丹参及珍稀药材黄雪莲、红豆杉等道地中药材，素有"天然药库"之称。据清道光十五年（1835 年）《辉县志》记载，所产药物有"黄精、知母、天冬、麦冬、黄芩、苍术、大黄、桔梗、柴胡、升麻、防风、木通、葛根、草乌、藁本、瓜蒌、连翘、山楂、猪苓、何首乌、五灵脂、夜明砂、山茱萸、五味子、淫羊藿……苍耳、木贼、地黄、紫苏、薄荷、荆芥、山药、枸杞、蒲黄、地丁、香附、蓖麻子、车前子、金银花、益母草、豨莶草、地骨皮、天花粉、菟丝子、柏子仁、旋覆花、酸枣仁，种类甚多"。天然的药材宝库为百泉药会的形成奠定了基础，也就有了"春暖花开到百泉，不到百泉药不全"的赞誉。

关于百泉药会还有一个美丽的传说。百泉风景秀丽，泉水众多，汩汩泉水，汇流成川，是卫河的源头，每年农历四月，卫河流域的百姓总要聚集百泉，祭祀河神，祈祷太平，于是逐渐形成了庞大的庙会。明洪武七年（1374 年），一个南方药商带着数百种中草药，不远千里来到百泉。谁想一连数日并无人购买药材，盘费也将用尽，药商无奈之下，信步走上了苏门山，巧遇一个与其遭遇相同的北方药商，二人相谈之下，各自查看所带药物，解囊交易，并商定来年四月各自联络商友前来百泉交易。次年农历四月，即明洪武八年（1375年）农历四月，二人如期而至，互通南北药材，百泉药会自此开始。

真实的百泉药会，是从古老的卫源庙会逐渐发展起来的，距今已1 000多年。

卫河是海河的主要支流之一，百泉丰富的泉水资源是卫河的主要发源地。卫河的存在，滋养了百泉大地，古人感念于自然的恩赐，于隋代大业年间（605—618年），在泉池的北岸，苏门山麓修建了卫源庙，用以敬祀卫河河神，河源庙会因之兴起。据传，农历四月初八是释迦牟尼佛诞辰，从此每年四月初八就成了百泉的定期庙会。卫源庙几经兴废，北宋庆历、金明昌、元至治与至正、明嘉靖年间相继进行维修，清康熙、雍正、乾隆、道光也曾先后修葺。据《百泉旧志》记载，元末明初这里已形成以中药材交易为主的庙会，届时"四方贸易者皆至"。据山西商人刻于清乾隆四十三年（1778年）的卫源庙"拜亭"石柱刻铭记载，明洪武八年（1375年），明太祖钦定四月初八亲祭神明，令起庙会，也可为佐证。

此后，得到官方支持的百泉药会愈加兴盛，药材交易更为繁荣，原来只一天的祭神庙会，延期至10余天。各地药商慕名而来，药材交易量逐渐增加。清康熙二十九年（1690年）的《辉县志·风俗篇》有"四月初八祀卫源庙，四方货物，辐辏云集"的记载。康熙五十七年（1718年），由陕西西安府华阴县药商与河南怀庆府河内县药商共同捐资所立《创建药王庙碑记》云："兹共城西北寓苏门山麓，每春末夏初，为南北药商交易之所，独无庙以妥神，众商顶礼无地，固心所歉然不安也。爰公同立议，捐资储金，创建庙宇，……中塑三真人像。逢会瞻拜，报神功也，歆神德也。"道光十五年（1835年），由辉县知县周际华所纂《辉县志》记有："四月八日，祭卫源神庙，四方贸易者皆到，南北药材，亦聚十余日始散。"可以想象百泉药会之盛。

清朝至民国时期，历年参加大会贸易的药商主要有"彰德帮""怀庆帮""山西帮"等各大药行。各帮依据地域特色各有独特的经营方式和特点，经营品种也不尽相同。"彰德帮"商号有双和义、德和庆、中盛店、广恒、福泰公等药行，经营药品范围广泛，达数百种。"怀庆帮"商号有三和成、曲同仁、人同仁等药行，主要经营的是"四大怀药"。"山西帮"商号有广升裕、广庆和、广升远等药行，主要经营南方贵重药材，如珍珠、琥珀、朱砂、肉桂、牛黄、麝香、羚角、犀角等。

另有卫辉府的敬成裕，辉县的大来恒、祥泰、同兴和与永年堂，道口的春和祥、杞县的双和兴等各地药商，或自买自销，或调剂药材品种。还有部分散客，多为太行山采集山货的农民。各家商号多采取张设棚口，以药换药，以物换药，或少量药材现金买卖，进行现场交易的交易方式。

清嘉庆九年（1804年）由各家商号推举，成立了药王会，制定药材交易规章，百泉药会从此有了自发的民间管理机构。药王会的职责，一是负责各商号棚口的具体开设；二是解决各商号的贸易纠纷，如货物的真伪、斤秤、大小等事宜；三是负责交易货款的清算与会费的收取。

新中国成立之后，尤其是改革开放之后，百泉药会获得了全新的生机。1980年春，辉县政府决定恢复百泉药会，成立了百泉药材交流大会委员会，采取了一系列改革措施。1980年，百泉药会被国家有关部门列为全国三大药会之一、十大药市之一。百泉药会这一全国性药材交易盛会的地位，再次得以确立与巩固。

1993年百泉药会进入了鼎盛时期，全国各地的药商，以及美、韩、日、加等13个国家和地区的客商都到会交易洽谈，参会人数多达5万余人，成交额24亿元。2008年，百泉药会被国务院公布为第一批国家级非物质文化遗产。

百年沉浮

清末河南中医的曲折前行

清末频繁自然灾害影响下的河南中医

河南是历史上自然灾害频繁发生的地区，造成灾害的原因，既有自然因素，也有社会因素。清代河南自然灾害平均一年发生一次，以水灾和旱灾为主，且时有大面积区域旱、蝗等多种灾害连发或并发。究其原因，一是自然因素，河南地势西高东低，东南方所来之水汽入流遇阻，容易形成特大暴雨，以致山洪暴发，自西向东倾泻形成水灾；二是人为因素，清朝初期和中期，由于长期的社会稳定，经济相对繁荣，人口急剧增长，人地矛盾加剧，因之而起的大规模过度垦荒，对环境造成了巨大破坏，加剧了河流泛滥的危险。自然灾害后，又往往容易引起瘟疫流行，使百姓处境雪上加霜。①

然而疫病流行，也促使生活在这片土地上的有识之士勇于面对挑战，对疫病的病因病机和治疗用药展开了深入的研究，从而促进了河南中医学的不断进步。

因疫而起的开封穆蔼堂

道光壬午年（1822年）开封疫病流行，监生高普照等人捐资于开封城隍庙旁建殿宇三间，作修合丸药之所，以御疫病，取肃穆和善之意，而为殿宇命名为

---

① 王晓艳. 清代河南的自然灾害述论 [J]. 河南理工大学学报（社会科学版），2005，6（4）：280-283.

"穆蔼堂"，所制之方奏效如神，穆蔼堂亦声名鹊起，同治元年（1862 年）又予以重修。

穆蔼堂在当时对群众的治病防病，确实起到了一定的积极作用。可是到民国初年已衰败沦落为寄放灵柩棺木的场所。高姓后裔高松岭居住在穆蔼堂内，后从一位在穆蔼堂干杂活的兰考籍长工处觅得一个专治妇女病的单方乌金丸，以百草霜入药。百草霜别名锅煤子、锅底灰，为燃烧柴火之炉灶锅底结成的煤烟，故而得名。高松岭为维持生计，就以穆蔼堂为堂号，售卖妇科成药治病，丸药奉送不取分文，药引每付收钱三文。日寇侵占开封时期，高松岭将此方传给家住在城隍庙东的孙玉坤，从 1945 年之后，城隍庙东西两侧各有一个穆蔼堂售卖乌金丸，庙西为高松岭，庙东为孙玉坤。

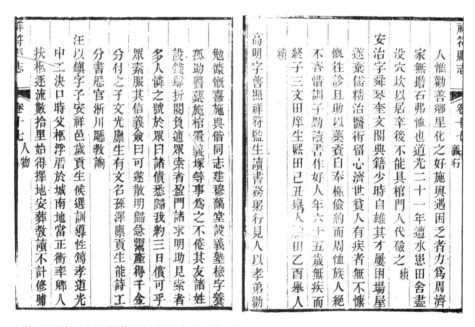

光绪《祥符县志》穆蔼堂创办人高普照传记

新中国成立以后，1955 年农业合作化高潮时，在前营门街组织起妇科联合诊所，此时高家已不卖药，只得将孙玉坤吸收到联合诊所，穆蔼堂遂销声匿迹。1972年联合诊所同龙亭区医院合并，改称龙亭医院中医妇科。1980 年在东大街路南 26号重新挂起"穆蔼堂"的匾额，遵方配制乌金丸，颇引人关注，前来就医购药者日渐增多，这个有百余年历史、专治妇科病的医药铺又繁荣起来。1982 年在开封市西门大街城隍庙旧址发现一通"新建穆蔼堂西院碑",碑石为 1862 年重修穆蔼堂时所刻,碑文记述:"豫省,穆蔼堂,建于道光壬午,时疫疠流行,有高姓数人于□祖阁祈祷仙方济世,配制丸药奏效如神,唯因地处偏僻不便栖业,适都城隍庙皇经坛有屋三楹,空地一区,以为制药公所,因顾及制药乃方书仙赐,即于其地建帝君殿三楹,颜曰'穆蔼堂'。"碑文重见天日,也见证了穆蔼堂百余年的兴衰。①

2011 年,穆蔼堂下乳合剂入选开封市第二批非物质文化遗产名录。由此可见,严重的自然灾害不仅未能阻挡河南中医学的发展,反而成为促进河南中医不断创新的催化剂。

治疫闻名的净意子

道光乙未年(1835 年)夏,巩义瘟疫肆行,隐居在大峪沟镇海上桥村的一位道号净意子的老医田鸾自制五瘟至宝丸与灵应豁心丹二方,命门人弟子集资修合以施送百姓,济世活人。又因"近来医道难言,疠气之中人更难识",虽有吴又可《温疫论》阐论瘟疫精义于前,又恐时下庸医轻忽医理,于是以安老怀幼之苦心,撰成《瘟疫安怀集》一书。

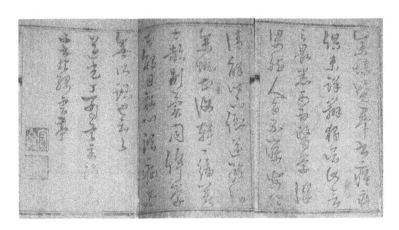

《瘟疫安怀集》书影

该书"辨诸症、分经络、著病论、联方歌,条陈缕析,精切不磨,使读之者

---

① 毛光骅. 开封"穆蔼堂"及其碑石考 [J]. 河南中医,1987(6):44.

览其书，知其意，于以普救生灵于万世"，且"简捷详密，以便查识；明白晓畅，以便领会"。

已故开封名老中医张文甫（1902—1970），对田氏书中诸方推崇有加，在其所著《新编火疫论》一书中多次论述运用田氏方治疗不同阶段的疫病。如用瓜蒌杏仁汤治疗疫后咳嗽，他认为疫病之后，咳嗽痰盛，日轻夜重，影响睡眠，为邪热蕴于肺经，阻碍气机，治宜清热泻火，润肺化痰，方用瓜蒌杏仁汤。并将该方方歌总结为：疫病之后咳嗽多，日轻夜重睡不着；此是邪热蕴肺经，瓜蒌杏仁汤急取；瓜蒌杏仁知贝母，归芍苏子与青陈；花粉红花大黄硝，甘草生姜一同煎。

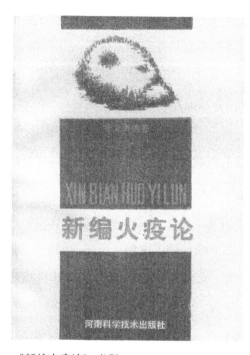

注：疫邪热毒当从下解，若疫前失下，湿热之邪壅滞肠胃，致使疫后下痢，宜调气和血，清热解毒为治。方用芍药汤。

芍药汤（经验方）：

白芍24克　香附10克　厚朴10克　槟榔10克　当归10克　青皮10克　甘草10克　生姜5片　水煎服。里急后重加大黄10克，倍用芍药。

九、疫后咳嗽论治

疫病之后咳嗽多，日轻夜重睡不着；
此是邪热蕴肺经，瓜蒌杏仁汤急取；
瓜蒌杏仁知贝母，归芍苏子与青陈；
花粉红花大黄硝，甘草生姜一同煎。

注：疫病之后，咳嗽痰盛，日轻夜重，影响睡眠，为邪热蕴于肺经，阻碍气机，治宜清热泻火，润肺化痰，方用瓜蒌杏仁汤。

瓜蒌杏仁汤（《瘟疫安怀集》）：

全瓜蒌24克　炒杏仁10克　知母12克　川贝母6克　当归10克　白芍10克　炒苏子10克　青皮10克　花粉10克　红花10克　大黄10克（后下）　芒硝10克（化服）　甘草5克　生姜3片　水煎服。

· 160 ·

《新编火疫论》书影

又如用二参调胃汤治疗疫后泄泻，他认为疫疠热邪滞留胃腑，必致胁肋疼痛，舌多黄苔。此时邪热必从下解，传之于肠，致泄泻频作。此邪从下解之际，治疗时不可用补药留邪，否则恶症丛生，难以救治，只宜二参调胃汤，使邪毒退尽，方可回生万一。并将该方方歌总结为：胃邪传肠泄泻多，腹胁疼痛黄苔多；误用补药恶症出，就是神仙亦无药；急服二参调胃汤，邪毒下尽好望活；丹参党参共青皮，硝黄草姜急煎尝；产妇老人当下症，唯有此汤是良方。再如用三仙散治疗食复证，他认为食复者，因饱食及食腥荤等物，停滞于胃，以致心腹满闷，嗳腐作酸，而发热者，为之食复。轻则用栀子厚朴汤加神曲，或合小柴胡汤治之。重则神昏谵语，腹满坚疼，欲吐不得，欲泻不能，此危候也。以升降散、大柴胡汤、黄龙凉膈之类，酌量与服可也。一般伤食发热，用三仙散消导之，即可痊愈。并将该方方歌总结为：食复原因饮食伤，心腹满闷嗳作酸；轻则损谷能自愈，重则消导即可轻；消导须用三仙方，生姜煎服立消磨；三仙散内青皮朴，神曲麦芽山楂着；槟榔香附各六克，甘草三克不须多。

河南籍现代全国名老中医毛德西曾师从张文甫，其对田氏学术思想颇有研究，在其所著《毛德西临证经验集粹》一书中，也有不少效法田氏经验的论述。如书中以白虎汤加味治疗呃逆证，即取法于田氏"呃逆有热亦有寒，热居八九寒偶然，白虎承气能治热，四逆汤方可治寒"之意。又如书中所载治疗湿疹、荨麻疹、虫咬性皮炎的皮炎消毒汤，即以田氏消毒化毒汤为基础方加减而得。

论疫如流的清末河南名医

因瘟疫流行，清代河南医家对瘟疫病证的研究较为深入，诞生了如杨璇、吕田等一批善治瘟疫的名医，他们的代表作《伤寒瘟疫条辨》《瘟疫条辨摘要》等在瘟疫研究史上占有重要的地位。清末河南也出现了不少因逢疫病横行而着力研究瘟疫的名医，如上蔡名医刘荆璧，他勤学善书，晚年精于医学。咸丰、同治年间，匪乱后，瘟疫大作，他施药救济，全活甚众。他以经验所得而作《小儿科瘟疫解》，亲友争抄。但未付梓，人多惜之。

清末河南西平名医牛灿辰，字子莫，西平抚治保孔牛庄人。其"性颖悟，少习举子业，旋弃去，专心学医，博览方书。光绪初，时疫大作，踵门乞诊者，日恒百数十人，皆著手立愈。寻应汝南毓生堂聘，悬壶二龙里二十余载。客有延其诊病者，无炎暑酷寒，应声而至。诊讫，书方毕，即去，无片刻留。阻之则曰：'恐有患者盼我归也。生平为人疗疾，绝不受酬金。'"著有《瘟疫明辨》一书。

清末河南西平名医于省三，字绍曾。其医德高尚，辄以医济贫。适逢咸丰年间瘟疫流行，于氏救活了很多人，时人称之为"长者"。著有《瘟疫论心得录》。

清末鸦片流毒猖獗影响下的河南中医

自 18 世纪 60 年代以来，鸦片贸易从中国沿海迅速向内地辐射。尤其清末嘉庆、道光年间，全国吸食鸦片风潮日益泛滥。而作为南北通衢、五方杂居的河南，也深受其影响。在与外省交往频繁的朱仙镇、周家口、赊店镇、北舞渡、楚旺镇、道口镇、清化镇、乌龙镇、往流集、会兴集等十处商贾辐辏之地，就曾发现不少外地人和本地人吸食及贩卖鸦片的情况。①

从道光十九年（1839 年）正月二十二日《著河南巡抚桂良继续严拿烟犯并著将萧巽元等革职审讯事上谕》档中，可以折射出清末河南鸦片猖獗的情形。该上谕档中载："道光十九年正月二十二日内阁奉上谕：桂良奏拿获兴贩鸦片烟土人犯一折。鸦片烟来自外洋，流毒内地，豫省亦复沾染恶习。现据该抚督属严拿，获到兴贩烟土人犯三十六名，计烟一万四千六百余两，并据民间陆续收缴烟三千一百余两，查拿尚好。所有现获各犯，著该抚即行分案审拟。河南候补布政司都事萧巽元、候补县丞萧炳辉，著一并革职审讯，以肃官方。至该省系四达之区，兴贩往来从此经过者，自必不少。该抚仍当督属加意严拿，随时认真查究，有犯必惩，务期力除恶习，勿使稍有疏懈，断不可借称该省不通海口，一奏塞责了事。余著照所议办理。该部知道。钦此。"据该档案可知，清末河南为南北商道之枢纽，且时有官商勾连贩卖鸦片之事，更有不少地方官因河南远离港口而对鸦片走私未能引起足够重视，这些因素导致了清末河南鸦片走私泛滥，百姓深受毒害。

此种情形在民国时期更有变本加厉之势，1921 年 12 月 28 日北京《晨报》刊载一则消息《河南官吏公然征收鸦片税》："记者前晤万国拒土会开封分会职员某君，述及河南官吏违反公法包销鸦片。私造金丹，假托禁令，敲吸民脂，并反抗拒土会种种发展之言词颇多，本拟逐件披露，记者以词出一面，若不彻底详查，适足以淆惑视听，故于昨日特赴省署谒某要人，谈及豫省禁烟一项，暨当局对河南拒土分会停办之观感。据某君云：汴省烟禁，本不森严，更兼丁此兵灾荐臻筹

---

① 程有为，王天奖. 河南通史（第 3 卷）[M]. 郑州：河南人民出版社，2005：617-618.

款无状之秋，本省当轴赵偶对禁烟一事，久视为筹款之捷径。至开封拒土会之停办，确为当地武人所迫，其中主动者，为当地强有力之武人作祟。记者又询问大宗烟土运销之由来，某君谓豫省西南鄂陕毗连之淅川、邓县、内乡、卢氏、宜阳、灵宝、阌乡、嵩山、洛阳等处，皆为莺（罂）粟出产地。并闻最近军民两署，以财政困难，拟将全省辖区，实行课收烟税。先以豫南南阳府属之十三处举行。现在业将南阳府十二处之鸦片烟税秘密包出税额，全年现洋二十七万元，官厅担任保护一切。所有各县应行举办之区，委由查禁毒品专员共有六十余人，逐县调查，就近向各该知事接洽，酌量认捐，呈由督军核定。并闻此项查毒委员不敷支配。昨日又行加委岳尚贤等十七人，分赴各县实地勘查。大约全省鸦片烟税，统包期在民国十一年之内，完全可望成立。至各路鸦片运入省城，沿途负保护之责，统由各路之军队长官弁目等担任一切。纵被其他关卡巡勇查出，亦是莫敢与较。大约至明年推广之后，关津税卡可望通同一气，不致互生意见云。"

至 1923 年，此种情形愈演愈烈。当年 12 月 12 日天津《大公报》刊载的一则消息《吴佩孚勒种鸦片》中记载："吴佩孚自去岁默许刘镇华、陆洪涛在陕甘两省种植鸦片后，今岁刘、陆两督，各得一千余万之厚利，吴亦得数百万元之把注。喜出望外，兴致益豪，遂令河南督理张福来仿办。张得令后，闻已派委至各县勒种。计大县每县限一百顷，中县八十顷，小县六十顷，每顷抽税八百元。种者按亩纳税，即不种亦须照限定之额纳税。人民无法，只得遵令普种。逆料明岁三四月，大河南北，嵩山洛水之间，烟花一千里，又得为大好河山生色也。" 1923 年 10 月，吴佩孚升任直鲁豫巡阅使，驻洛阳，控制鄂、豫、直、陕等省。其施政下的河南，被强令种植鸦片，百姓民不聊生，深受其害。

当年 12 月 21 日天津《大公报》刊载的一则消息《河南当局鼓励种鸦片》中记载："本年春间，豫省种烟实未经官场正式准许，但吾一人至归德城外乡间，即可见罂粟花连塍接畦，弥望皆是，从归德至江苏边界，其间有数十英里不断，尽是烟田，直至铁路线为止，可见彼时当局乃是假作痴聋，弁髦烟禁，今则率性更进一步，正式弛禁。本省官员近已发表文告，准农民栽种鸦片，实则所谓（准）者，即（强迫）之别名，告示中说明种烟一亩，纳税八元，如是小麦之收获必致减少，而军阀之银库则可以充实矣，麦收既歉，假使一有水旱灾荒，彼民之（父母）必又假作悲哀，再求外国金钱之赈济。俾彼等度过此（成于天灾）之困难时间焉。官准种烟之告示甫出，未几又有一告示在此发表，大约亦来自开封者，其内容系今后凡货物之入归德，及归德区内各城镇者，一律须再纳每元两分半之税。此示一出，归德及附近各城人民大为愤怒，在痛苦中生活已久之民众，忍无可忍，决计不再服从高坐堂皇专事搜刮以充黩武费用之军阀之命令。本星期四日，大小商店一律闭门罢市，经星期五六两日，仍未开门。星期六日商会中又开一公民大会，表示反对苛税，并决议一致行动，对开封派来之收税员拒绝纳税，并将各员逐出，公民大会于正午时开会，迨下午四时许，收税员在其办事处被民众攻击，受伤甚重，税局屋亦半遭捣毁，新到任之知事复于星期日召集一公民大会，商议解决办法，结果如何，尚未探悉。新知事甫于上星期五日到任。自夏季以来，知事已易四人，更迭之速，显有与总统、内阁竞争之势云。"

据上述三则史料可知，北洋军阀时期河南因政治腐败，鸦片之禁名存实亡，流毒戕害百姓，危害社会，情势危殆。目睹家国被鸦片荼毒惨状，清末河南医家痛心疾首，苦心研究解除鸦片毒害的方法，代表人物为颍川陈恭敏和固始王燕昌。

陈恭敏，字学山，颍川（治今禹州）人。因曾吸食鸦片成瘾，痛苦不堪，遂遍考古今医书论及鸦片之说，细察鸦片成瘾诸症源流，终有所悟，将对鸦片成瘾及解除烟瘾的经验写成《戒烟全法》一书，书成于咸丰甲寅年（1854年），后经

婺源程履丰校订后刊行。陈氏有感于"遍考方书，往古既无吸烟之事，因无治烟之条。即当时好生君子，传播诸方，类皆借烟为引，烟虽减而药难离"，结合自己吸烟自少而多成瘾的情形，悟出"烟既已成瘾，岂不可以戒而难于戒者，苦于病也。

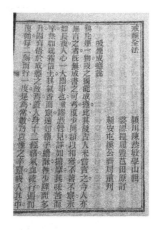

《戒烟全法》书影

若因其病而治之，则身心渐强，量其烟而少之则毒必渐减，以此戒烟，何难之有"，采用逐渐减量和药物调养相结合的方法，将烟瘾悉数戒除。后经数人以此法实验，戒烟效果显著。在此过程中，陈氏通过观察，认识到因个人体质不同，烟瘾之害也"各不同，非一二方所能尽，因即五脏六腑受病之形，分别立方"，在书中"脏腑各瘾专治良方"一节中，分别记载了五脏六腑及命门之瘾的症状及主方，对于兼脏、兼腑及脏腑同病者，则多法合用，或数法分先后使用。如肺瘾证，以咳嗽、打喷嚏、鼻流清涕、皮肤瘙痒、微恶寒为主要表现，属金气不足证，以人参黄芪汤加减治之；心瘾证，以怔忡不寐、五心燥热、自汗为主要表现，属心血亏损，以四物汤加减治之等。

陈氏之书为清代不可多得之戒烟专书，对于减轻鸦片毒害的影响起到了一定的积极作用。这可从《左宗棠全集》中所载"通饬陕甘各州县禁种罂粟并发戒烟药方"一文作以验证："照得陕、甘地方近年广种罂粟，收浆熬膏，吸食成瘾，恶习相沿，实堪痛恨！本大臣爵阁部堂同治八年入关度陇，目击心伤，出示严禁，并刊刻四字韵文成本，遍发各府厅州县，俾知儆悟，力挽颓风。上年复严饬印委各员，躬历乡村查拔罂粟。据各府厅州县陆续禀报，见已一律查拔。良民既知悔艾，湔除旧染，不敢复干禁令，本大臣爵阁部堂深为嘉许。唯思本地罂粟既经禁种，外来烟土不准入境，是鸦片来源可期断绝。而从前吸食业已成瘾之人，脏腑久已受伤，瘾发病生，奄奄待毙，坐视其死，诚难为怀，亦须设法拯救。查外间所传戒烟各方，多用烟灰配制，究竟药不能离，即瘾终难断，仍属无益。本大臣爵阁部堂前据静宁州程牧禀陈《戒烟全法》，按脏腑受病之处对证立方，如法施治。无不获效，觉其理可信，其言有征，迥非寻常戒烟成法漫无分别可比。兹特将药方详加考订，取其简明易知刊刻成本，颁发陕、甘各府厅州县，转给绅耆广为传

《左宗棠全集》载"通饬陕甘各州县禁种罂粟并发戒烟药方"书影

布。凡戒烟难于断瘾者，可即察证抄方，次第服药，自可培元固本，断除瘾害。庶几康强逢吉，同为盛世良民，无负本大臣爵阁部堂谆谆告诫一片苦心也。其有乐善官绅士民，能捐资合药。照方施治，全活多人者，准由地方官核明，照捐赈章程一律请奖。除将告示药方札发饬令遵照外，合行札饬。为此，札仰该某即将发生告示、药方分发各属，即行张挂晓谕，务使一体遵照。"

王燕昌（1831—1895），字汉皋，固始县人，出生于七世传医之家。其父王兴国曾为清宫侍医，著有《新药物志》《侍医脉案录》等书。王燕昌 9 岁时拜蒋湘南为师，习诗文书法。17 岁转而学医，拜阎牧堂为师，随学 4 年，得其秘传。加之平时耳濡目染，潜记于心，他于 23 岁时独立行医。适逢固始大旱，瘟疫流行，王燕昌治愈患者特多。他自设药号"长乐堂"，对求医者不分贫富皆热情接待，对垂危患者不分寒暑昼夜，亲往诊治。1858 年，捻军围攻固始，一捻军首领欲聘王燕昌为谋士，他避居开封，数年不回，家产荡尽。1870 年投入在安徽为官的同乡周春暄幕中，次年，周春暄发现他整理的《新选验方》，极为推崇，并助其出书。1873 年，王燕昌被安徽巡抚英翰招至幕下，次年随英翰至广州。是年冬，印出《王氏医存》共 17 卷，附编《新选验方》。1876 年，王燕昌回到家乡，在城东关张家街从医著书。所著《验方新编校正》《千金鉴》未能付印，下落不明。1895 年寿终，年 64 岁。[①] 王氏一生足迹遍布南北，对鸦片遗毒常感切肤之痛，于是对鸦片成瘾患者的症状及治疗前后的变化进行反复观察，并旁参时医治烟瘾的方法，将对鸦片成瘾致病的机制、诊断和治疗经验进行深入总结，编入《王氏医存》，自成一卷，即该书之第十三卷。

书中王氏认为鸦片味苦，性涩，臭香，"苦则助火，涩则凝血，香则散气，与各血相反，犯之者死"。此说与李时珍《本草纲目》中鸦片"酸、涩、温、微毒"之论稍有不同。王氏认为人吸食鸦片后，"一身气血皆受抑遏，不能顺利，津液受燥而涸，上无济火之物，炎蒸而头晕，下无生水之力，火郁而便热"。初用之时，"因周身卫气被其牵引，倦者不倦，乏者不乏，陡然爽快"。习用日久之后，"津液

① 信阳地区地方史志编纂委员会.信阳地区志［M］.北京：生活·读书·新知三联书店，1992：959.

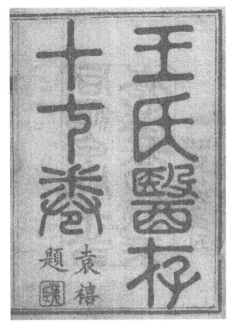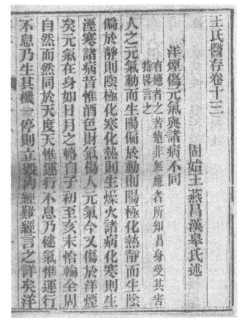

《王氏医存》书影

皆涸，肌肉不润，筋骨不泽，皮毛不华"。王氏将吸食鸦片上瘾者的脉象归结为"缓而无力"，此为上瘾而未犯病时的常脉。除"缓而无力"外，上瘾者的脉象还具有左弱右强、左沉右浮的特征："凡瘾者，脉多左弱右强、左沉右浮。左弱者，气伤而虚也；沉者，阳滞而陷于阴也。右强非健，津液不足而胃燥肺热也；浮非风，津液被灼而化痰也。"王氏还将其病机归结于胃燥、脾湿。

王氏认为，在诊治瘾病患者时，尚须注意患者平素吸食的是鼻烟、水烟、旱烟还是鸦片，因其性质不同，发病机制亦有不同，故"当审其所伤，分立治法"。又吸食鸦片者，求医常在吸食之后，所见脉象多为浮数而弦，与证不符，医者诊治须以问诊为先，"问得本病与诸兼病因，乃有下手处"，强调"望、闻与脉不足据也，先之以问，病无遁情矣"。故诊治瘾病患者时，须以问为先。

王氏认为，治疗瘾病宜直达膜原，因烟力迅猛，片刻之间即能遍走周身，而胸膜乃卫气之门户，"烟一入口，与卫气激撞，卫气猛被抑遏，遭其滞留，蒸腾扬沸，晕而似爽"，阳气受涩，化为燥热，津液受燥，灼为痰涎，由膜原窜入腠理，填塞胸膈。所以吸食鸦片者，六脉皆弦。故治疗瘾病，均宜加用达膜原、润胸臆的药。至于兼证，则应随证加减，自是常理。

因王氏将瘾病病机归结为胃燥、脾湿，故他认为瘾病不宜使用桂、附、大黄、芒硝、羌活、麻黄、半夏及香散药和消导药。上述诸药误用则变证百出，或上下生热、或大汗不止、或泻脱、或汗脱、或痰未消而烦躁生、或破气而不能食、或大泻而不能食，凡此等等，不一而足。

至于戒烟，王氏认为须先治本病，待气血足，然后才可以立方戒烟，若不先治本病而贸然戒烟，"定生大病"。他认为无瘾之人，卫气充于腠理，中气生于中宫，而有瘾之人，"其气久遭烟之提涩，即赖烟为助力，若偶尔不吸，则卫气之力不足充于腠理，中气之力不足升于中宫矣"。此时若患外感，开腠理则汗出不易收；若患内伤，攻脾胃则便泻不易止。①

王氏书中对鸦片成瘾证的病机、诊断、治疗、预后、用药禁忌等方面均有精辟的见解，不仅对于缓解鸦片对百姓的危害具有一定的促进作用，对于当今社会研究科学有效的戒毒方法也具有一定的现实意义。

---

① 徐力，舍善玉.《王氏医存》论治毒［J］.南京中医药大学学报，1998，14（4）：234-236.

清末河南的中医教育

清末河南的中医教育以传统的师授受教育为主，后期出现了以河南医学堂为代表的官办医学教育学堂。

传统师承教育

清末，以师徒授受、父子相传为代表的传统师承教育模式依然是这一时期占主导地位的教育方式。严格的传承制度、密切的传承关系，在一定程度上保证了中医学术延续的稳定性，也不可避免地造成了中医学术流变的保守性。尽管如此，传统的师承教育方式仍然为清代河南中医界培养了不少优秀的人才和特色鲜明的学术流派。如教育有方的龙之章、学有所长的秦氏妇科、术精技巧的平乐正骨等。

龙之章教育有方

清代医家龙之章，字绘堂，原籍河南太康，后迁居项城，生活于嘉庆至光绪年间。他青少年时期习儒，后为岁贡生，精研地理学。曾一度潜心于科举，后因自身多病，其妻亦多病，遂"不得不于课读之余，兼及于岐黄"。初为自学，后得识名士晏廷予，晏氏精医，曾得名医李子振之薪传。当时龙之章在堪舆（地理学）方面的造诣闻名于时，晏氏对此亦颇向往，因而龙、晏二人结为至交，在学术上互相授受，各尽其传。此后龙之章又攻读了《石室秘录》等书，视界较前开阔，医术益进。后因战乱，生活较不安定，加上龙之章的长子、次子相继病故，他们遗下的孩子则由龙之章抚养教读。①

龙之章于家业衰微、诸孙嗷嗷待哺之危际，以医学糊口且很有成就，但却每抚其孙而叹曰："吾老矣，家又贫，诸孙嗷嗷，均少不更事，是皆短折之象也。欲教以读，何日望成耶？若失教训，何以糊口耶？贻厥孙谋，何妨暂归于医道，庶糊口有资，汝辈若有志上进，重理砚田，再续书香，亦未为晚。吾虽不忍令尔改途，实因时势有不得不然者也。"于是，龙之章以平日治愈之症，选心得奇验之方，编成诗歌，取其浅俗易晓，以课诸孙。偶成一章，即草书成篇，督令孙辈朝诵夕维，勿敢或忘，虽不能以入神农之室，亦可以继晏子之风也，终成《蠢子医》一书。

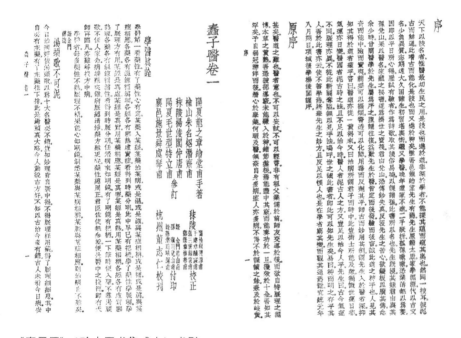

《蠢子医》（珍本医书集成本）书影

龙之章"家学渊源，代以古文名"。既饱读文史，又深究医理，故《蠢子医》一书文采斐然，引人入胜，耐人回味。该书采用歌诀体裁编写，更多参考了词的体例，尤其是元散曲的写法，注意押韵转韵，句子宜长则长，宜短则短，长短结合，长不觉冗，短不见促，流利晓畅，生动活泼，读之朗朗上口，虽久诵而不生

---

① 余瀛鳌，盛维忠. 龙之章及其《蠢子医》. 河南中医，1983（1）：22.

倦意。且龙之章为了较好地将深奥抽象的医理比较形象地表达出来，使其通俗化，使后辈易于领悟，常广征博引各经史典故、民间俗语，还多处使用拟人修辞。通过这些努力，他做到了文理与医理的连贯统一，水乳交融，达到了笑谈医理、妙论医理、趣说医理的境界。书中时有精辟妙语，可作为医之格言。读此等艺术与医学结合之文，可使读者在轻松的气氛中明白医理，而且不乏美的享受。《蠢子医》是龙之章课子孙之教本，是一部随编随教、浅俗易晓的中医临床启蒙读物。原作较高的艺术性，增强了其作为启蒙读物的客观效果。其孙龙镇川以医闻名于乡里，就是得力于《蠢子医》这部著作。①

秦氏妇科学有所长

清代乾隆年间，居住在洛阳孟津象庄镇的秦世禄，以施舍茶水闻名乡里，远近游客常在其门前大槐树下饮水歇息。一日有一远方骑马来客，念秦世禄年老志诚，心地善良，就传以主治"妇女气血凝滞，月经不调"等妇女诸病的秘方，并嘱其施于病家。秦世禄依法合药，施药治病，深受百姓欢迎，也在长期临床实践中积累了宝贵的诊疗经验，后精心研制出"求病丸"，疗效奇特，口碑极佳，遂成秦氏秘方。随后秦世禄开创杏林堂，售卖药材及秘传丹方"求病丸"。该方选药精良，制作讲究，制药方法皆以父子口耳相传为主，且常施药于人，遂使"象庄秦氏"声名远扬。

秦氏第二代传人秦学道为使秦氏声名发展壮大，于嘉庆二十三年（1818年），将求病丸印票随药发行，以传扬象庄秦氏声望和求病丸的神效奇能。到第五代传人秦仙洲时，秦氏声望更大，影响颇远；除发行"求病丸"外，还兼治妇女杂病，并开始用中医理论进行辨证施治，指导临床治疗，发展较快。到第六代传人秦曾智（乳名秦士裕，字明甫）时，他潜心医学，精制方剂，创制丸、散、膏、丹，兼精医方，引药入胜，应手奏效，其用药有妙手回春之著称。他在继承祖业的基础上，精于儿科、外科、针灸等术，并创制天德散、珍珠散、海马拔毒散、橡皮散等儿科、外科良药，具有神奇功效。求药者遍及省内外，近至中原各地，远至

① 杨煊.龙之章《蠢子医》学术思想研究 [D].北京：北京中医药大学，2013.

河北、山西、陕西、甘肃、山东等地区。求医者络绎不绝，诊治的病证范围日益扩大。为了使求医者能依据病证用药，不出差错、不延误病情，秦曾智对发行的传票进行精心修改，对所治病证又进一步明确说明，更加贴切实用。在封建社会里，象庄秦氏祖传妇科，始终遵循着"传大不传二，传男不传女"的真传祖传原则：只把传家之宝传于长门、长子、长孙。当时，象庄秦氏门里，非长门的登科、曾旺、登云、登永多家挂起"杏林堂"招牌，行医于世。秦曾智为了显示本门为长门正宗传人，与其他各家有所区别，随将"杏林堂"改为"大杏林堂秦士裕祖传丹方求病丸"，印票以门前有一棵大槐树及十块匾额形象为记，使得秦氏妇科传承更加有序，时至今日，秦氏妇科已传十代，2007年象庄秦氏妇科入选河南省首批"河南老字号"。①

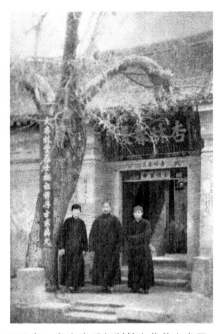

1949年，象庄秦氏妇科第七代传人秦思温（中）与长子秦震（右）、侄子秦光仁（左）在象庄村秦氏老宅大门前合影

平乐正骨术精技巧

清代嘉庆年间洛阳孟津平乐村郭祥泰受异人传授而得正骨奇术，闻名乡里。后郭祥泰将其术传其子郭树楷，郭树楷又传其子郭永号（鸣岗），郭永号又传其子郭旭堂与郭义范，此即通常所说的南院——人和堂。另外，郭祥泰也将其术传其侄郭树信，郭树信又传其子郭贯田，郭贯田又传其子郭聘三、郭建三；郭聘三又传其子郭景星（灿若），传侄郭景轩（式与）、郭景旭、郭景象。郭建三传其子郭景韶（春园），此即通常所说的北院——益元堂。当时被群众颂为南星、北斗。历代传人主要著作如下：郭树信著《郭氏家训》、郭贯田著《正骨手法要略》、郭鸣岗秘授郭耀堂著《秘授正骨心法》。② 平乐正骨在开创后至新中国成立的一百多年

① 夏挽群，程健君. 河南老字号 [M]. 郑州：大象出版社，2011：298-303.
② 郭维淮. 平乐正骨 [M]. 北京：中国中医药出版社，1995：2.

间，谨遵祖训，不论贵贱，求医问药一视同仁，时逢乱世，广大群众无钱治病者甚多，郭氏无偿为群众治伤除疾不计其数，素以手法独特、疗效卓著、为医清廉而饮誉中原，全国各地慕名求医者众，门庭若市。扎实的理论基础、合理的指导思想，加之其丰富的实践经验，使平乐正骨很早已成为一个理、法、方、药比较完备，治疗效果比较确切的骨伤科学派，为群众的健康做出了重要的贡献。①

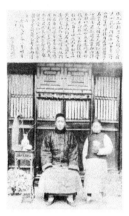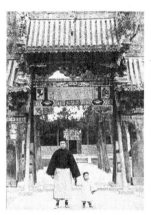

左图　洛阳正骨第四代传人郭聘三与其子郭灿若（摄于 1908 年）
右图　洛阳正骨第五代传人郭灿若及其子郭维淮（摄于 1931 年）

但由于受到历史条件和科技水平的限制，受"自承家技，秘不外传"的束缚，加之时局动乱，行医济世得不到任何保障，平乐正骨医术只能隐秘地口传心授，未能较为广泛地传播学术真谛。直到新中国成立后，在高云峰、郭维淮等人的努力下，平乐正骨的绝学才得以向社会公开传播，为社会培养了大量中医正骨人才。2008 年"平乐郭氏正骨法"入选第一批国家级非物质文化遗产扩展项目名录。

官办医学教育——河南医学堂

清代，开封为河南的首府，鉴于清末河南医药人才的缺乏和人们治病求医的迫切需要，河南布政使司于光绪三十一年（1905 年）九月在开封山货店街路东，租赁民房，开办专门从事医学教育的学堂——河南医学堂。

---

① 张奇文，柳少逸，郑其国 . 名老中医之路续编（第 3 辑）[M] . 北京：中国中医药出版社，2012：199.

河南医学堂简况

河南医学堂创办缘由及办学章程可从光绪三十一年（1905 年）九月二十日《河南官报》所刊登的《筹议创设官医学堂事》中一窥端倪："豫省医学讲术者少，时后悬壶诸公于灵素精蕴殊少会悟，病者不死于病即死于医，抚帅恻然悯之，倡捐二千金与方伯筹议创设官医学堂，已在山货店街赁舍，订章开办，先由中医入手，俟脉理方书大致明晰，再聘西医扩其识见，额设学生三十名，以年在十五以上三十以下、文理明通、资性颖悟为合格，教习共四员，拟兼办施诊施药各善举云。"

据此可见，在传统的中医学传授基础上，以院校教育方式，正式引进和传播西方医学是从河南医学堂开始的，这是河南医学教育方式的一大变化与发展。

学堂之学监由当时开封名中医王如恂担任。光绪三十四年正月十五日《河南官报》载《河南抚辕钞》，其中记录了"差王如恂为医学堂监督"。为保证医学堂有充足的生源，医学堂与省内多地学堂建立联系，请求选择学生中之医学稍有根底者各三四人，保送来堂，以便学习专门医术。

河南医学堂从创办到发展并非一帆风顺。创办之初只是作为医学专业学堂，交由开封府承办，不归管理学堂事务的提学司节制。到光绪三十四年（1908 年）发展规模仍不大。据当年三月十七日《沪报》采访员发自开封的一则题为《河南医学堂招取新班》的报道："汴省医学堂自开办后，迄今未足四十人之额，年假时又有请假至今不到者。监督王如恂大令禀明提学使，请出示招取新班，以广造就。目前业已招考，并示期考以定去取。"祥符县教谕苑梦兰在给河南抚院所上条陈中，指出医学堂"不务改良，学科不定，生徒寥寥，糜款甚巨，收效实难"。河南咨议局也附和，提出"应仿各省改良，令归提学司统属"。拖到宣统二年（1910年）才经巡抚同意，把医学堂改归提学司管辖，令应切实改良，使学堂有了发展。但好景不长，至宣统三年（1911年）正月三十日，河南抚院《辕门钞》公布："王如恂销医学堂差。"河南医学堂度过了短短六年历程，送走了两批毕业生后而告结束。①

河南医学堂监督王如恂、王益霖

王如恂，天津人，长年在开封行医，与陈松坪、石倚梅、一指禅等被百姓誉为"汴梁四大名医"。王氏于光绪三十四年（1908 年）受时任河南巡抚的山东海丰吴重熹之请，将其家藏宋代郭雍撰《伤寒补亡论》抄本进行校订，历时五月乃成，刊行于世，"是书一出，业医者有准绳，延医者无夭札，使数百年海内孤本复见于人间，于以昌明绝学，张氏已缺之秘完而复续"。

王益霖（1856—1913），字春如，江西南昌人。"幼敏悟，笃志学问。年十九，入邑庠，时士风沉浸举业，先生独夷而不屑，潜心两汉之学，旁及兵农术数方技之书，靡不殚研。尝肄业江西经训书院，试辄冠其曹。洎中法、中日两役，迭遭挫败，先生更怵于世变，慨然有志经世之务。举凡译籍理化名法之属，咸涉猎而会其体要。"1903 年"补行会试，……遂成进士。以知县分河南。……获委河南高等学堂教习，兼斋务长。豫风气夙蔽，而先生启迪诱掖，务期宏肆，出其门者，多通识之士，不姝姝章句藻绩间，而敦励品节，则翕然一致焉。阅四年，调任河南医学堂监督，兼理施医院，戒烟局事。先生素邃于医，谓是亦仁术，尤乐为之。擘划经营，循循不倦。三年之间，作育既多，全活亦众"。②

河南医学堂学生李逦羹

李逦羹，字调之，曾肄业于河南医学堂，卒业后历充陆军军医长、副军医官之差。李氏天资卓荦，"于古名家方书，无所不读，固不徒涉猎也，实有心得。其在陆军就职多年，活人无算，经验既广，识力愈增。当谓六气之病人，燥居其一，前人未有专书，间于散篇中得其一二，思有以集其大成，因不惮心力，搜采诸家议论之精者，贯串成编"。而成《秋燥论》一书，于 1913 年由绍兴医学书报社刊行。该书专为燥证而作，李氏采撷历代医家关于燥证的论述，按以己见，仿照清代医家韩善徵《疟疾论》的体例编撰而成。书中设燥气统论、燥气主令、病因、

① 开封市卫生局.开封市卫生志［M］.郑州：河南人民出版社，1990：295.

② 教育部中国教育年鉴编审委员会.第一次中国教育年鉴·戊编第九［M］.北京：商务印书馆，1936：416.

治法、诊候、用药宜忌等篇章，其后附有张从正、马元仪、陆肖愚、万全、叶天士、林佩琴、吴鞠通、雷少逸等治疗燥证的医案，书后列出了治疗燥证的古方和今方。该书"专取简便明晰，俾阅者易于知晓，学者易于适从"，"词旨闿达，理解明通"，实为论述燥证诊疗的佳作。

清末河南名医的医学成就

清末河南名医本着对医学负责、对患者负责的态度和宗旨，毅然顶住了社会动荡不安的巨大压力，在医学理论研究与临床各科疾病的诊疗方面做出了重要的贡献，现就其中具有代表性的医家成就加以介绍。

吴其濬考证植物名实

吴其濬历任多种官职长达 30 余年，他公务之余对植物学怀有浓厚兴趣。他查阅古代本草书及有关植物学文献后，感到从《神农本草经》至《本草纲目》，对各种植物的记述与插图不能令人满意，认为有必要重新编撰植物学专书。为此，他先编辑成《植物名实图考长编》22 卷，书中收载植物 830 多种，是从经、史、子、集、方志等辑录出有关草、木的内容，分编为 11 类。在此书基础上，他根据自己历年在多地任职期间对当地植物所见所闻的记录，同时参考历代重要的本草书、方书、地方志、史籍、杂著等约 200 种文献，选摘有关植物记述，历经 7 年于 1847 年基本编撰成《植物名实图考》38 卷，收载植物 1 700 多种，分为谷、蔬、山草、隰草、石草、水草、蔓草、芳草、毒草、群芳、果、木，共 12 类。内容主要为植物名称、产地、形态、生长特点、性味等，并为每种植物绘出了实物图。吴其濬在编撰成《植物名实图考》的当年病逝，道光二十八年（1848 年）太原知府陆应谷筹资将此书刻印问世。

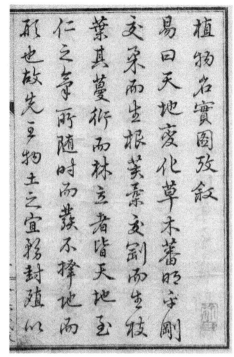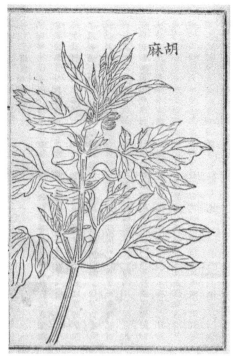

《植物名实图考》书影

　　《植物名实图考》收载植物的数目为1 700多种，远多于以往任何本草书所载。在《植物名实图考》收载的植物中，有的是首载，有的是对以往本草书的补充或纠正。例如："合掌消，江西山坡有之，独茎脆嫩如景天，叶本方、末尖，有疏纹，面绿，背青白，附茎攒生，四面对抱，有如合掌，故名。""根有白汁，气臭……消肿、追毒。"又如："拘那花，江西、湖南山冈多有之，花、叶、茎俱同紫薇，唯色淡红，……山中小儿取其花苞食之，味淡微苦，有清香，故名苞饭花。"其作用为"败毒、散瘀"。另如：一枝黄花的效用为"洗肿毒"；九头狮子草"发表"；千斤拔"补气血"；马甲子根"治喉痛"；石风丹"养血、舒肝、益气、滋肾、入筋祛风、入骨除湿"；石吊兰"通肢节、治跌打、酒病"；瓜子金"破血、起伤、通关"；兰香草"肉（食）可治嗽"；等等。马铃薯从国外传入中国后，许多地方积极引种，山西人称它为"山药蛋"，吴其濬最早把"山药蛋"之名载入《植物名实图考》，说它"根实如番薯"，"味似芋而甘，似薯而淡"，能"疗饥救荒"。

《植物名实图考》虽以古代文献为基础，但并非泥古不化。吴其濬对李时珍很崇敬，但不是完全以《本草纲目》所载为准，例如在记述冬葵时纠正说："（冬葵）为百菜之主，……志书亦多载之，李时珍谓今人不复食，殊误，……以一人所未食而曰今人皆不食，抑何果于自信耶？"又如，述及大青时，吴其濬说："湘人有《三指禅》一书，以淡婆婆根治偏头风有奇效，余询而采之，则大青也，乡音转讹耳。"因此，他强调医者应知药，若医者不知药而处方，"其不偾事者几希"！他还批判有些人鼓吹长服某些药物能成仙的谬论，指出："《神仙传》黑穴公服黄连得仙，此非荒诞欺人语耶？"

《植物名实图考》的原植物附图1 700多幅，比以往任何本草书的植物附图更多、更精确，其中有些是把该植物的根、茎、叶、花整株描绘，更能反映实际。在《植物名实图考》之前，《本草纲目》的植物插图为740多幅，且所绘之图粗糙，与实物有更大差距。《植物名实图考》的内容，虽然也有一些错误，但就当时的历史条件与科学水平而言，是不宜苛求于作者的。①

龙之章喜用霸药疗疾

清末河南名医龙之章所著《蠢子医》一书不泥古说，富于创新之处颇多，尤以擅用霸药的独特经验别开生面，值得后学取法。该书所谓"霸药"，即霸道之药，泛指各种药性峻猛、作用强烈之品。龙氏常用者，有巴豆、甘遂、牵牛子、大黄等攻下通腑药，有蜈蚣、全蝎、斑蝥、马前子等走窜利窍药，有二乌、附子、肉桂等大辛大热药，还有赤金、礞石、雄黄、白砒等金石类药物，种类甚多，功效各异，而俱以猛烈著称。上述药物多具有不同程度的毒性，故书中亦称作霸道毒药，或称毒药。龙氏用攻伐大毒，主要是出于临床治疗的实际需要。书中多次指出："非是我家好迅利，如今疬疬大非前。"曾遇喉结、淋闭、肚疼、疮肿、症结等症，"屡次用药毫不占，一见毒药便立瘥"；"不用此药便不灵，用得此药回造化"。因而得出结论："有此奇奇怪怪症，必用奇奇怪怪药。"这种"不入虎穴，焉

---

① 傅维康．吴其濬和《植物名实图考》[J]．上海中医药杂志，2008，42（8）：66-67.

得虎子"的大胆探索精神，诚属难能可贵。

书中反复指出："诸病皆因气不通"，"百病皆因积滞生"，将郁滞不通作为各种病症的症结所在，这是龙氏论病的一大特色。基于这一认识，书中特别强调透达贯通以复其周流的治疗原则。如谓："治病透字最为先，不得透字总不占。在表宜透发，在里宜透穿。一毫有不透，即有一毫不安然。""必须上下常周流，必须表里尽贯穿，……任是百样病，皆要运转大周天。"龙氏认为，诸般霸药用于临床能迅捷奏效的根本原理，正是在于它们具有强有力的透达贯穿作用，非寻常药品所能及。如论马前子曰："上至颠顶下涌泉，百骨百节皆流通。""我用此药号无敌，天下因此称为仙。岂知神仙原自巴豆得，不用巴豆亦枉然。"龙氏此论，发前人之所未发，为各种霸药的广泛运用提供了理论依据。

龙氏对霸药的运用，既继承了前人的认识成果，又具有独自的突破创新。其用药特点可概括为以下四个。

严格炮制，毒药不毒

龙氏对攻伐大毒之品"用之若食蔗"，首要关键在于注重炮制之法。其孙龙镇川指出："凡要霸道毒药，其势不得不然，至炮炙时，尤要遵古今良法，百倍其功，转极毒之品，成极平之性。否则恐致误事。"书中对诸毒药制法，记载极详。如马前子下注云："黑豆水煮三炷香时，以透为度，连豆水盛放十余日，将药捞出，去皮心，用马牙沙炒焦黑研末备用。"对于巴豆曾反复指出："巴豆为最难制，非千锤百炼如细面然，断不可用。""非起尽油断不可用。""巴豆为霜，霜字须要着眼，非真细白如霜，断乎不可用。"由此可见，龙氏不仅胆大，而且心细。

丝忽一点，舟驾之功

善于以轻微之量而收宏大之功，是龙氏运用霸药的突出特点。如言巴豆："不必多用只丝忽，如虎生翼便为官。""但在上焦宜用少，毫厘丝忽便通宣。"言牛黄散、紫金丹（各含多味霸药）："极壮之人用时，不过一钱为度，假两回吃；其人如或素弱，用时只以一分二分为率，便可以治病，不可过也。"究其用意，除防过用伤正外，更有轻灵流动之妙。龙氏尝谓："气不流通药如寄。"微量霸药与他药相伍，可作为舟驾之师而助他药建功。他说："如此一点药，也最灵，也最捷，好似神龙飞火射。""吾尝立方时，必兼此味作舟驾。虽有堂堂正正药，舍了此味不神化。"

斩关夺隘，先霸后王

舟驾之法，多用于寻常病症；若遇急症暴症，龙氏亦主用大剂霸药猛攻峻逐，是为斩关夺隘之法。如谓血证、眼症，"若果真是大实症，其气刚，其脉强，即用大黄亦何妨"，"一两二两不足用，三两四两始平康"，甚至曾以大黄半斤、酒三壶煎至一碗饮之，以愈呃逆不止之症。龙氏认为，"凡是病症皆有偏，不得矫枉过正必不安，好似秦人之暴虐，必得霸王之铁鞭"。然而此法毕竟属权宜之计，"病一痊时便须已"，"一若平定了，便须治世之曹参"，即以王道之药培养正气，谓之"先霸后王"。如对虚痨过用滋阴降火伤败脾元而致寒热往来、溏泻虚嗽之证，主用肉桂、酒军"力透元府"以泻其阴热，待得滞塞宣通再予参芪之类补脾，即属此类。

内服外用，不拘一格

龙氏运用霸药的方式灵活多样，以内服而言，除有汤剂、酒剂、丸剂、散剂及煮散等不同外，还常视患者具体情况而变通其用。如以二丑、山甲等疗小儿痞积，主张"只宜用面莫用汤，杂入粥中当饭食"，如此"补破并行，虽用药不显药，无不愈者。即是大人虚痨杂疾，以此治之，无有不可"。凡此意在缓和霸药烈性，以防正气受损。

至于霸药外用之法，书中记载尤多。如熏法、拓法、膏药、敷药等，或以毒攻毒，或从外透毒，力专效宏，而于内脏无伤，故甚为龙氏器重。对难治之症，常以内外合治取效，对内治无效之症，亦往往以外治收功。如以皂角末装入竹筒内，置粪门吹肠中治愈大便不通；以水银珠装入鸡翎滴入肾窍治愈小便不通等，均系汲取民间经验。龙氏曾发出感叹："可知天下小方儿，皆具大神通。""多少名医不中用。""村夫野妇竟成圣。"[1]

---

① 王明杰，黄淑芬 . 浅析龙之章《蠢子医》运用霸药的特色 [J] . 中医药研究，1988（1）：38-40.

刘鸿恩详论医门八法

刘鸿恩（1821—1887），字位卿，号春舫，清代医家，河南尉氏人。他早年习儒，道光二十五年（1845年）中进士，官至陕西布政使。同治三年（1864年）辞官归里。由于他平素多病，故在习儒、做官期间，留心医药，"每于谈文之下，兼谈医"，"病则谋之于医，医不效则谋之于书，书又不效或自为方而愈"。徐春元称其"虽不以医名而实精于医"。辞官后他一方面钻研医术，一方面为患者治病，找他治病者越来越多，他在医学界的名声也越来越大，最后总结其一生经验，著成《医门八法》一书。刘氏儒而兼医，认为古书虽繁，但讹误颇多，自称"因与古名医意见不合而作"。该书以阴阳、表里、虚实、寒热为纲，称作八法，列述瘟疫、杂症，以及五官、妇、儿科诸病的辨治方法，凡76篇，并对古籍中若干说法提出质疑。

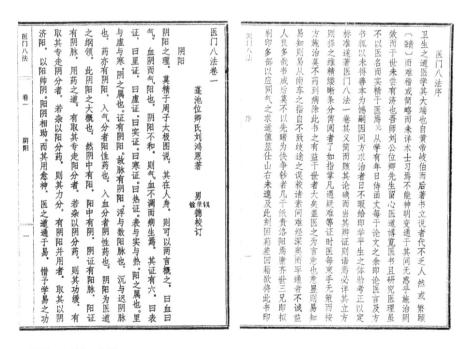

《医门八法》书影

刘鸿恩的学术思想可归纳为以下几方面。

第一，倡导八法，尤重虚实。他在《医门八法》自序中说："八法者何？阴阳、表里、虚实、寒热也，此八者，病之格律也。病证虽多，不能出此范围。以此查病，病无循性，医无余蕴矣。"显然，刘氏是以八纲为八法，并以此为辨证之纲要。然八者之中，刘氏认为最能反映疾病实质的是虚与实。他说："八者虽并列，尤以虚实为重。"因为寒热为虚实之所生，表里是虚实之所处，只有虚实才是病机的真谛。因此他进一步强调："虚实者，病之格律也。"

第二，平肝敛肺，善用乌梅。刘氏运用乌梅，颇有独到之处，对临床多有启迪。他根据肝脏的生理病理特点及乌梅的特性，将乌梅广泛应用于肝病的治疗，并取得较好的临床疗效。正缘于此，刘氏赢得了"乌梅先生"的美誉，他自己则自称为"知梅学究"。

第三，去实泄热，善用大黄。大黄为攻下实热之主药，刘氏临证运用，颇具心得。他在论治牙痛时指出："方书凡遇热证，但治其热，而不治其所以热，敢用黄连以清热，不敢用大黄以泄热。实不去则热旋生，是以终归糜烂。"因此他特制大黄清胃饮专治实热牙痛。刘氏善用大黄，还表现在他对大黄应用之谨慎。瘟疫初起时，认为大黄是必忌之品，若非实证，大黄为应禁之药。

第四，论治瘟疫，推崇吴又可、戴麟郊。他在自序中说："自汉迄明，名医辈出，奚啻数百十人？其论证不误，立方有效者，仅有著《温疫论》之吴又可、著《广瘟疫论》之戴麟郊二人而已。"又说："治疫方书甚多，唯又可吴氏、麟郊戴氏，确有真见。"刘氏论述瘟疫证治六篇，大多遵从吴又可、戴麟郊之说，或在其说基础上加以发扬光大。

第五，敢于疑古，创立新说。敢于疑古是刘氏学术上的一大特点。他说《医门八法》是因他与古名医意见不合而作。因此书中他在评论别人学术经验时，无论是古代先贤或是当代名医，凡与其观点不同者，他均提出质疑，并直抒己见。如他论治头眩，以《黄帝内经》"上虚则头眩"为依据，并据此对刘河间以为风，治以风药；朱丹溪以为痰，治以痰药提出批评。认为"此证年老身弱者多有之，治宜阴阳双补，方用六君子汤合乌梅四物汤"。在《医门八法》中，经刘氏质疑批评的古医书有《伤寒论》《保产辑要》《达生篇》等多种。

综上所述，刘鸿恩是一位颇有建树的著名医学家。他在对各种疾病的辨证用药方面，均有独到见解。虽然他对一些古医籍、古医家的评论失之偏颇，但他敢于疑古的精神是可嘉的，并不影响他在医学方面的光辉。[①]

王燕昌善治老年病证

清末固始名医王燕昌所著《王氏医存》一书，在论治老年病之理法方药上，颇有见地，主要内容载于卷八及散见各卷。

固元扶中，祛病延年之首务

王氏师法《黄帝内经》元气思想，重视元气对人的生、长、病、老、死的重要作用，认为老年"诸虚弱病，皆元气亏也"。因此，养固元气的举措，贯穿于王氏摄生缓衰及防病治病的医疗活动中，具体落实在以下几个方面。①摄生宜固元：从幼年开始就要固护元气，切忌无端"斫丧元气，至老则阴阳尚自有余，故得精神足、肢体健不常病也"。切实做到节欲戒淫，养精防泄以固真元。②早治防耗元："四十岁后，大病一次，愈虚一次。"其虚者，主要指元气之亏耗。因而，老年罹疾应趁早医治，力避强撑硬挺，重创虚元。③治疗多补元：老年元气已亏，根本不固，故应补者，皆宜补元气，大凡"老年病愈之后，巫须峻补元气"。方法是详阴阳之虚而斟酌补之，即达扶元目的。同时，对牛膝、山茱萸（带核）、三仁（火麻仁、瓜蒌仁、郁李仁）等药，须防滑精伤元。④静养以归元：要求病家积极配合，心静神聚，从内变理情志，以策应药效，做到"戒骄躁、节喜怒，使元气归复，为愈病第一要务"。如此双管齐下，收效定捷。

王氏还认识到："六十岁后，阴阳俱亏，唯藉谷气以助元气。"主张调健中土以助运化功能，达到培补其本的目的，另外，也有助药物之吸收，深得前贤"补肾不如补脾"之真谛。

---

① 刘霖，刘道清. 刘鸿恩及其《医门八法》[J]. 四川中医，2006，24（11）：29-30.

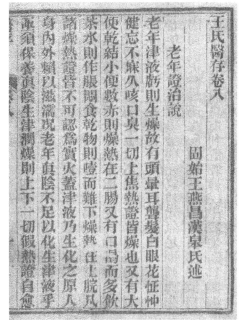

《王氏医存》论述老年病部分书影

寻绎规律，知常达变须防脱

王氏极擅长寻绎总结老年的特点和老年病的证治规律，只有知其健康状况之恒常，才能辨析其病变之异。曾论"凡人六十岁后，六脉弦实而不数，……应有之平脉也"。又辩证地说，脉长虽不定主长寿，然"寿者脉多长"，忌偏执脉而定实证论治。再稽考脏腑的喜恶及病邪的属性及特点，结合老年体质，得出如下规律："老人虚寒常在肺、脾，虚热常在肝、肾、心、膻中，实热常在胆、小肠、三焦，湿热常在脾、胃、大肠、膀胱，积滞常在胃脘。又热常在上，湿常在下。证诸临床，简要切实，诚可举为辨证论治的参考。"

老年缘元气已亏、五脏俱虚、气血不足，抗病能力（正气）减退，病势极易由轻转重，导致种种危证，且来势迅猛，失治则预后欠佳。王氏对此强调须明了诱因及洞悉先兆，方能抓住时机，杜绝危候险情于萌芽阶段。他归结的常见危候有以下几种。①久病未痊，突现泄泻，乃有限之元气将脱。②久病，但无大痰、大热、大烦、大燥，饮食极少，而卧床不起，心中嘈杂，神志时清时愦，乃中气败也。③久病忽大汗出，二便频数，亦为元气脱也；此外，治之失当（如妄施汗、吐、下），亦可现脱证。如治外感因"老弱人皆表虚易汗"，故用麻黄、羌活、独活、荆芥、防风、白芷、细辛等一切发汗药宜慎，以防汗脱；治肠燥便结，凡大黄、芒硝、二丑、巴豆等一切攻逐下药，也要审慎，提防泻脱。王氏对该二症的治法颇见功力，"当汗之时，于固本方中，略用疏理、解肌之药，即能得汗，外邪既散，速固气血为要；当下之时，于固本方中，略用润肠、消积之药，即能得泻，大便既利，速固气血为要"。铭记老年体虚，祛邪勿忘固本，立论平正，可为治疗之准则。

津亏易燥，治疗多清润并举

临床上，老年"上火"较普遍。王氏溯因探源，认为"凡诸燥热证，皆不可认为实火"，实质是"老人真阴不足，津液既亏，故多燥证"。其火为肾阴先亏，无力滋生津液，致阴不抑阳而阳亢化燥成"虚火"，症见头晕、眼花、怔忡、健忘、不寐、久咳、口臭、大便干结、小便短赤、牙龈出血、喉干等，治疗无外"保养真阴，生津润燥，则上下一切假热证自愈"，补阴配阳，冀达"阴平阳秘"。药用白芍、天冬、麦冬、石斛、乌梅、芝麻、蜂蜜、梨汁、萝卜汁、饴糖、北沙参、肉苁蓉类清润之品，滋中寓清。其中芝麻、肉苁蓉药性平和，直走下焦肝肾，从源正本，尤为妙药；而芩、连、栀、柏等苦寒之辈，因有化燥伤阴之弊，不在采用之列。老人"实火"，未可一概而论。王氏论治本证别有心法，虑其年迈阳亦衰微，或是当清宜泻者，拟方遣药亦"勿纯用寒凉药，恐灭其有限之元阳也"。治疗过程中，尤须审时度势，在取得一定效果后，就当考虑及时易法或停药，"须留热三分，以养既衰之元阳"，唯恐药过病所，热证未已，寒证复生，深得因人施治之旨。

补虽常用，法度亦须细讲究

老年"五脏俱虚"，补法的使用频率甚高。但不讲方式方法的一味蛮补，则非王氏所为。总的看来，王氏运用补法有以下特色。①老年中气已虚，纵本"宜峻补续服，若大剂顿服，则不能载之"。须施轻剂，持之以恒，缓缓图功，此即常言"补剂无速功，多服自有益"的道理。②根据虚在何脏，或气或血，或阴或阳，选择针对性较强的药味，避免补药齐上，无目的地"漫补"。③注重进补的最佳时机，著有"补宜于平日不宜于病时"论，意为补当用于无外感或邪不盛时，倘"新邪方炽，而未知亟去其邪，妄曰补正，则药皆助邪为虐矣"。以人参为例，"老人用人参，须乘无病时，或病愈后，专制服之，乃能有益无损；若值有病时用之，或助外邪，或助内热，痰滞不消，其患大矣"。④重视补药的偏性及患者体质之宜忌。熟地黄历来为滋补肾阴要药，然王氏认为本药"最湿脾土"，与老年多脾虚有碍，对"脾湿之肿证、泻证，而任用熟地黄，皆危"。如确有必要用，宜伍白术、茯苓渗湿燥脾，方为稳妥。再如，肉桂补肾温阳助火之功虽擅，但另具助肝疏泄功效，能助汗出，有汗者不宜轻易使用。可见，王氏对补益药的偏性深有研究，运用多能契合病机，扬长避短。

王氏对老年实证，不拘"老虚"之说，富有胆识地以攻立法，驱逐实邪，屡有效验。书中虽未专门阐述，但据其验案，不难揣度出其攻邪思想的脉络。一翁年七十余，痢两年不愈。能食而形未脱。王氏分析，前医见其老且尊贵，概投滋补，致积滞益固结，故两年不愈，能食而形未脱，提示脾胃未败，故立法亟下宿物，再议补中调治。用大黄、白芍、山楂炭、条参各三钱，槟榔、厚朴各二钱，药后解下积滞而痢止，再以四君子汤加白芍数剂而痊。法方紧匝，组方用药极为简洁，主攻辅补，思路清晰，无一药虚投，故收佳效。此案对当今喜补厌攻的医者，定当有所启发。

总之，王氏论治老年病，处处谨记其体质特点——元气不足、五脏俱虚、阴虚阳亦微。摄生强调固元；治疗重脾肾；时时警惕危（脱）症；治燥弃苦寒而专事清润；治实热亦决不专施苦寒纯凉剂，且能清之适度；论补妙在掌握时机及体质的个体差异；对肠热实邪，敢于攻逐。其立法用药平正公允的特色，颇值后世师法。①

夏云集精研推拿秘法

夏云集，字英白，号祥宇。清代河南新息（今河南息县西南）人。幼习举子业，后为邑廪生，官至江苏句容知县。因其家族中世有业医精推拿术者，故他于

---

① 龚继明. 试论王燕昌论治老年病的几大特色 [J]. 四川中医，1994（8）：3-5.

"习举业，制艺之余"，亦兼习儿科推拿。凡有病求医者，即为治之。后官游金陵（治今江苏南京），掌办育婴堂，其术得以充分施展。他在弃官归隐之前，因不忍自秘，乃博采历代医书所载经络、穴窍，互证旁参；复将各推拿书与家传经验秘诀，采择会归，集成一轶，名曰《保赤推拿法》（又名《推拿精要保赤必备》），于 1885 年刊行于世。该书系儿科推拿专著，共 1 卷，载各种推拿方法 86 种。

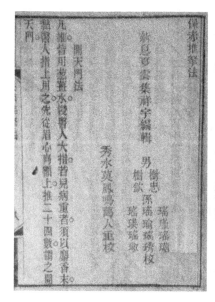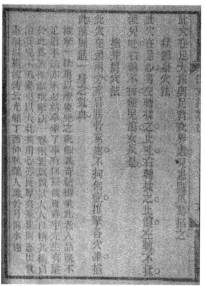

《保赤推拿法》书影

语义浅显，意在普及

夏云集所论推拿诸法，皆简明扼要，浅显易晓。如议开天门法，指出："凡推，皆用葱姜水浸医人大指；若儿病重者，须以麝香末粘医人指上用之。先从眉心向额上推，推二十四数，谓之开天门。"所述虽寥寥数语，然将儿科的推拿方法，包括辅助药物、推拿部位、推拿顺序、推拿次数及临床应用，叙述得一目了然。又如释分阴阳法，曰："正面掌肚交界之横纹两头，即阴阳二穴。小指边为阴穴，大指边为阳穴。就横纹上，两指中分，向两边抹，为分阴阳。治寒热往来，鼓胀，泄泻，呕逆，脏腑结。"所论文字通俗易懂，颇便于初学者领会掌握，据以施用。

简洁全面，切合实际

推拿手法，包括按、压、点、拿、推、擦、摩、搓、拍、抖、摇等多种。夏云集论推拿手法，既简明扼要地论述了各种手法的操作技巧，又对运用手法的时间及操作时的注意事项等进行了比较全面的阐发。如论各种手法，他指出："拿者，总言以医手在儿经穴以用诸法也；推者，医指按儿经穴，挤而上下之也；掐者，医指头在儿经穴，轻入而向后出也；搓者，医指在儿经穴，往来摩之也；摇者，或于儿头，或于儿手，使之动也；捻者，医以两指摄儿皮，微用力而略动也；扯者，于儿皮轻轻频摄之而频弃之也；揉者，医以指按儿经穴，不离其处而旋转之也。"文字简洁明了，颇便于习用。具体操作之时，夏云集又告诫医者，"己之大指食指皆不可修留爪甲，但以指头肉用力"，以防伤儿皮肤；并认为人之指头箕斗旋纹处有火，若治小儿热证，医者只可用大指头尖，勿以指箕斗旋纹处推拿。关于推拿时间，他主张以下半日为宜，因"上半日阳气正盛，在儿关窍推拿，多不能入"。同时他还强调，医者于用法时，要"具全副善念慈心，无半点浮词躁气"；医手最宜轻稳，不可致儿皮肤疼痛。夏云集这些论述，既切合实际，又概括全面，对于正确施用儿科推拿手法和提高推拿疗效具有一定意义。

手法比药，辨证而施

夏云集认为，不同的推拿手法，正如不同的中药一样，具有不同的功用，即"推拿法与药相通"。如"推上三关"，可以代麻黄、肉桂；"退下六腑"，能够替滑石、羚羊；"水底捞月"，功同黄连、犀角；"天河引水"，效如芩、柏、连；"大指脾面旋推"，味似人参、白术；"脾经向下掐之"，性比灶土、石膏；"涌泉右推不揉"，与厚朴、芒硝无异；"一推一揉右转"，与人参、白术无殊；"食指泻肺"，功比桑皮、桔梗；"旋推止嗽"，效赛五味、冬花；"黄蜂出洞"，胜过防风、羌活；"捧耳摇头"，超越生地、木香；"左揉涌泉"，类砂仁、藿叶；"重揉手背"，仿白芍、川芎；等等。

手法不同，功能有别，其所治病证亦当详分。若不明医理，未辨虚实，昧于寒热，错用手法，则不仅无益，反而有害。因此，夏云集强调，施推拿之法"认证宜确"。如推上三关法，男向上推为加热，宜于寒证；女向上推为加凉，宜于热证。运内八卦穴法，从坎到艮左旋推，属凉，治热，止吐；从艮到坎右旋推，属温，治寒，止泻。凤凰单展翅法大热，主治一切寒证；清天河水法大寒，主治切热证。揉掐脾经穴法，左旋揉为补，小儿虚弱，饮食不进者宜之；向下掐为泻，脾火诸证宜之。运四横纹法能和气血，宜用于气血塞滞所致的痰弱不饮食；掐外劳宫穴功主和解，适用脏腑积有寒风、热气。所有这些，均须明辨不惑，才能取得应有的疗效。

此外，推拿次数的多少，亦当因证而别。虽属同一推拿方法，因小儿有大小强弱之异，疾病有轻重缓急之殊，其所用推拿次数即不相同。儿之大者强者，病之重者，用数宜多；儿之小者弱者，病之轻者，用数宜少。临证须予明审。

总之，夏云集为我国清代一位有一定影响力的儿科推拿医家，他的《保赤推拿法》系一部颇有实用价值的儿科推拿著作。该书对于推拿术的总结、普及及在儿科的广泛应用，均有较大的贡献，值得重视和研究。[①]

张朝震兼长男妇各科

张朝震，字东川，今河南省渑池县程村乡上南庄村人，生活于道光至咸丰年间。张氏弱冠弃举子业，精研岐黄及星命之学。后经举荐，先后任职山西潞州典史、山西巡政厅署理潞城县正堂、山西牛痘局正堂等职。张氏对医术精益求精，擅长治疗男、妇、儿各科疑难危重病症。张氏晚年归乡，贫困聊生，卒年64岁。著有《揣摩有得集》1卷，共载方101首，"皆震三十年历经亲验之方"，其中儿科37首，妇科21首，男科33首，外科秘传奇方10首。

张氏"苦心孤诣，研求医理"，提倡"读古人医书，当融会其理，理既悟，然后察地气之燥湿，酌时令之寒燠，审病体之强弱，随症施药，不可拘古人成迹"。其医学思想主要体现在《揣摩有得集》一书。

重视脾胃，和中养脾

张氏在篇首即明言："小儿初生，虽属纯阳而未受五谷，脾胃嫩弱，一有病，切忌攻下凉散之味，使元气受伤，转轻为重，总宜和中养脾为主。"因此，强调要"培养得宜，方保无疾"，特别是"弥月以及周岁"及三四岁这两个阶段，前者

---

① 蔡永敏. 夏云集及《保赤推拿法》[J]. 按摩与导引，1995（3）：8-9.

"正值乳食，而饥饱寒热"，后者"饮食不节，寒暑不慎"，若"稍有不当，即变幻百端"，引起的种种后果，皆是因为"中气伤，脾胃虚"，当"温中健脾"，"千百之中可无一失"。

在儿科所载的 37 首方中，有 30 首方皆重视顾护脾阳。习用蔻米（白豆蔻）、扁豆、白术、潞党参、法半夏、云茯苓，配伍砂仁、木香、陈皮、橘红、青皮等芳香行气药与干姜、炮姜、附子、官桂、小茴香、丁香等温里药，体现了张氏温中健脾、行气化湿的儿科疾病治疗思路。

揣摩有得集

渑池張朝震東川甫著　表姪楊駿謨子明校字

小兒科

小兒初生雖屬純陽而未受五穀脾胃嫩弱如有病症切忌攻下涼散之藥使元氣受傷轉輕為重慎之慎之總以和中養脾為主彌月及周歲正值乳食之際而飢飽寒熱須要培養得宜保無疾永年蓋揣臆少有不當則變幻百端或致嘔吐不食或發燒昏迷或手足發涼眼閉或口流淡水或驚搐不安或嗆嗽鼻煽或瀉泄肚脹則種種不一此即急驚慢驚之證成矣總屬中氣之傷脾胃之虛決不可服風藥涼藥使小兒之受害無底宜服溫中健脾之劑則愈而千百之中可保無一之失迄至稍長三四歲時則飲食之不節寒暑之不慎往往多致疾病而各魔之風土不一須要因地制宜詳細辨

《揣摩有得集》书影

学宗王清任，创立新方

王清任云："治病之要诀，在明白气血，无论外感内伤，要知初病伤人何物，……所伤者无非气血。"临证时王氏多从气虚、血瘀立论。张氏以气通血活为治法，自创新方治疗各科疾病。

如调经汤"治妇女一切月经不调"，无论月经先期、后期、量多、量少、痛经、经期呕吐或发烧、肝血瘀及常年不孕，服之皆效，是其治疗月经病执简驭繁的体现。该方在四物汤基础上重用泽兰叶，其有活血而不伤血、补血而不滞血的特点；延胡索、川楝子合用即名方金铃子散，合青皮清肝经之郁热，行肝经之气滞；木香、砂仁芳香醒脾，槟榔、焦楂消积导滞，利于经血的化生与运行；小茴香温阳散寒以暖子宫；生甘草调和诸药。该方集补、行、寒、温于一体，肝之疏泄有时，经水按月而来，通则不痛，经调则易有子。

又如和血汤治"哭笑怒骂，不顾羞耻，刀斧不怕"，张氏认为此是气血瘀滞所致，和血自愈。和血汤与调经汤相比，去熟地黄、砂仁、青皮、小茴香，加熟大黄、桃仁、红花、丹参、降香，以加强活血的力量，含有张仲景治疗蓄血证的抵当汤之意，只不过逐瘀的力量相比虫类药虻虫、水蛭较弱而已。

灵机在脑，宜补气血

王清任倡立脑髓说，认为"元气一时不能上转入脑髓"是痫症的病机，可惜未曾立方。张朝震根据李东垣"元气之充足，皆由脾胃之气无所伤，而后能滋养元气"之论，通过补脾胃之气才能实现"清阳出上窍"，因"血为气之母"，故还须同时和血，血和则能载气上行，故拟补中和血汤与转气丸专治痫证。转气者，把脾胃所补之气转运至脑髓之谓。"汤者荡也"，发作期当用汤剂；"丸者缓也"，间歇期以丸剂巩固，减少发作频率。若因为"正抽时胸中有辘辘之声"，"津液逗留在气管"，拘于"怪病多痰"之说则误矣，故张氏强调"绝不可作风痰治之"。

补中和血汤以生黄芪、小洋参（西洋参）大补元气，"补气即所以强心，心强自能鼓动血液上荣，脑得阳气温煦与阴血滋荣"；丹参、当归身、川芎、降香以和血；佐以石菖蒲化湿开窍；枣仁、茯神、龙眼肉养心安神；川贝、麦冬滋养肺阴以助心行血；蔻米温中健脾防龙眼肉、川贝、麦冬之滋腻以碍脾之运化。《神农本草经》言巴戟天"安五脏，补中"，五脏安，则能正常发挥"心主神明"的功能。

转气丸系八珍汤、六味地黄丸、逍遥散的合方加减而成，以八珍汤合生黄芪大补气血，熟地黄、山萸肉、山药、补骨脂、巴戟天、桑螵蛸温补肾气，砂仁温中行气以制约熟地黄之滋腻，柴胡疏肝理气，并合生黄芪有升提之功，霜桑叶肃降肺气，与柴胡共同实现左升右降的格局。肺脾肝肾四脏同治，气血并调，先后天齐补，脑髓之气得充，且因有升有降，可使脑髓之气实现推陈致新。[①]

---

① 姚文轩，刘桂荣．张朝震生平著作及学术思想探析［J］．南京中医药大学学报（社会科学版），2012，13（4）：215-216.

民国时期河南中医的逆境求生

民国时期，在现代思潮风起云涌的时代背景下，河南中医遭遇了历史上绝无仅有的挑战，西方医学的大举传入，科学意识的全面觉醒，批判之风的席卷而来，促使河南中医在逆境中反思、在绝望中呐喊、在抗争中觉悟、在坚守中获得新生。

民国时期河南中医的抗争

陈松坪怒责中央卫生委员会摧残中医

陈松坪（1864—1938），回族，广西桂林人。幼读儒书，兼习医理，21 岁中举，宦游南京、扬州等地。1886 年结识清统领左宝贵，被聘为幕宾，后因功授道台官衔，1896 年分发至开封候补。可惜命运不济，始终没有得到实职。于是他为生活之计，开始行医。因医术精湛，疗效显著，数年之间，医名远扬。光绪三十年至宣统三年（1904—1911 年）期间的《河南官报》《河南简报》等，常有患者感谢陈松坪的文章、告白。北伐战争时期，陈松坪受聘于开封中医传习所任教。1927 年南京政府所属中央国医馆馆长焦易堂聘他为国医馆理事、副馆长兼上海国医馆顾问，曾创办全国性刊物《国医月刊》，帮助河南国医分馆主编《河南国医月刊》。抗日战争爆发后，他辞去在南京所任之职，重返开封。1938 年 6 月，日军侵占开封，他搬迁不及，避居东大寺内。著述与财产被焚掠一空，悲愤之极，一病不起，终年 74 岁。陈氏医学见识深远，立论出方颇有独到之处。从《河南国医月刊》所载《伤寒原因治疗法》《白喉初起捷治要言》等文中，可以看出他在 20 世纪 30 年代中期即注重借鉴西医理论，曾自称为"中西医士陈松坪"。①

1929 年 2 月，国民政府中央卫生委员会召开第一次代表会议，会议代表中无一人为中医代表。在这种情形下，会议通过了一系列旨在灭亡中医的提案，这其中就包括臭名昭著的"废止旧医以扫除医药卫生之障碍案"，一时之间中医界面临着前所未有的暴力摧残。为反抗国民政府毁灭中医的政策，全国中医界展开了轰轰烈烈的抗争运动。河南中医界的有识之士们也勇敢地站出来，积极发声，时任中央国医馆理事的陈松坪在 1930 年《上海医报》第 18 期发表了《否认中央卫生委员会摧残国医议决案感言》一文，表达了对中央卫生委员会摧残中医政策的不满与声讨。

《杏林医学月报》载余云岫《废止旧医以扫除医药卫生之障碍案》

陈氏认为：

> 病之为病，有余与不足；医之为医，抑强与扶弱。中西医术不同，天下之理则一。惟中医讲气化，西医重形迹。凡有形迹可寻者，西医自可推为能

---

① 魏玉林，王华农，刘家骥. 中州轶闻 [M]. 北京：中华书局，2005：178-179.

《上海医报》载陈松坪《否认中央卫生委员会摧残国医议决案感言》

事。若气化之深奥，参天地之化育，合人身之构造，有鬼神莫测之机，有不可思议之妙，穷理尽性，以至于命，故中医非儒莫属。我国自岐黄以降，代有名医，史乘尽载，其经验之深，著述之富，实非浅学者所能望其项背，故不明事理者，不足以知医；不达人情者，不足以知医；不知天时地利山川气候者，更不足以知医。凡学识不博，性情乖僻之人，习医问世，适足以杀人，中医之难学也如此，故其造就也亦宏。尝见有西医不治之病，中医或能治之。而中医不治之病，西医未有能起之者。非敢讥西医之不良，盖学识自有不同耳。

陈氏以自己弱冠习医，汇参中西医 40 余年的经验为例，向世人展示了中医诊治疑难病症的独特疗效和重要价值。

（1）清宣统末年，汴洛铁路总办水梦庚君长幼二女同患猩红热症，大女儿初病，经本路西医（姑隐其名）施治，竟死。次女病，不敢再延西医，经柴如愚君介绍余诊治，一来复即愈。

（2）民国纪元，开封圣安得烈学校教员，福建人陈荔南君之子，患东名之"百日咳"症，先经西医施治不效，遂谓肺烂生虫，推诿不治。嗣经圣公会魏亭牧师介绍余诊治，未月竟愈。

（3）民国纪元开封大德通票庄晋人许君，因湿热壅滞，肝阳上升，耳窍红肿疼痛难忍，西医谓耳内生虫，非动刀不可，许君惧逸，请余诊治，服龙胆泻肝汤一剂而愈。

（4）民国十五年夏，驻防颖上校军排长毕君，剿匪中弹，患破伤风，西医用破伤风血清注射不效，推诿不治。经团副汪寿柏君介绍，请余诊治，以养血益气为主，佐以逐风药，并加用蜈蚣、全蝎各两条，再剂而愈。

（5）开封北三圣庙后街淅川宋君之如夫人，年二十余，患肺痨（肺结核）已达三期，西医束手，余治以清金生水法，外加冲服广三七末，月余霍然。

以上诸病，皆陈氏躬亲阅历者，是知尺有所短，寸有所长。中医学理，虽足驾乎西医之上。而西医药配置，亦实有辅助中药之功。关系密切，汇通允宜。若谓余自矜其能，则事实俱在，是非自有公论。试观美国费城玫瑰花周刊中七页长文，足证美人信仰中医之热烈。日本抄印《本草纲目》，颇受各国诸学家之欢迎，更足以证明东西洋尊重中医之心理，是非可掩饰者。况中药中产，因性为用，牛溲马勃，几无弃物，至其价值之廉，更宜于贫病之家，尽人皆知，毋庸赘述。余有感于中央卫生委员会，排斥中医各议决案，实关于中国之存亡，不敢妄自菲薄，爰特参加末议，仰望中医学会、中医协会、各医报社诸同志，为国粹、为利权、为人民生命、为中国存亡计，代表上书，力争复决。

陈氏之论，事实充分，说理透彻，有力地批判了中央卫生委员会无情消灭中医的错误决策。

王合三痛批汪精卫歧视中医

1934 年 1 月，汪精卫在全国医师公会第三次代表大会上发表了攻击中医的长篇演说，指责中医不科学，认为"如果谁有中西医并存的观念"，便会使医学"陷入非科学的歧途"。

王合三读后，不觉发生无限感触，他于 1934 年《医林一谔》第 3 期发表了《汪精卫果真门外汉》一文，对汪精卫歧视中医的言论给予了强力回击。

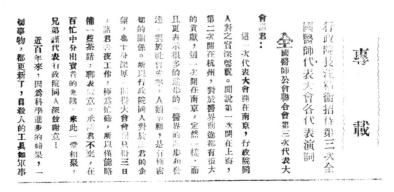

《广西卫生旬刊》载汪精卫《招待第三次全国医师代表大会各代表演词》

他认为，汪精卫不懂医理，是医学之门外汉。汪精卫文中说道："如今居然有人以为中医能治传染病，且能消毒，真可谓奇怪之谈，须知道传染病是从微生物来的，微生物是从显微镜下看出的，绝不是三个指头可以摸得着，一双肉眼可以看得见，然则中医从何知道治传染病呢？"

针对这一观点，王氏指出：

西医之入中国，自合信氏始，距今亦不过六七十年耳。六七十年以前，中国是否有传染病，或者中国之传染病并无所谓杆状、球状、螺旋状之微生物，待西医东渐，而如带入中国？以中国卫生之落后，加以疾病之多，年代之久，而全国又无治疗之人，患者即死，数千年来吾恐早成为中华鬼国，尚何有四万万之落网哉！霍乱伤寒之名，早见于《内经》，《内经》者，秦汉以上之书也，试问霍乱伤寒，果为传染病乎？西医当入中国之始，见霍乱伤寒之症状，与谷霍（Koch）、加夫奇（Caffky）所说者，无甚差别，故亦名为霍乱，亦名为伤寒，既有其名，当有其治。举《伤寒》《金匮》《外台》以及宋元明清之特效良方，即问之今日西医，亦不能一概否认。故全国西医大会，亦有请设学理研究室，阐明国药效能之建议，可知中药能治传染病，即中医能治传染病之根据。而今之西医，谓中医治病乃药之效力，不思指挥药物以治病者谁耶？而天花一症，是否为传染病？西医书中率旨注重点种牛痘，其法诚善矣，设不幸而天花发见，则医生将听其生死乎，抑稍尽焦头烂额之工作乎？吾恐全世界之西医，求其如钱仲阳、陈文中、万密斋、朱应我诸人，必不可得，则汪院长之言，恰恰与此成反比例矣。若必谓传染病皆由微生物，不能以三指摸着，然果可以打诊打出，听诊听出乎？即用千倍以上之显微镜检查，亦不能检出猩红热、天花之病原微生物，不仍与中医之三指相等哉！汪院长立言，涉及门内，不得已乃敬告之曰，药物治病，乃间接的，非直接的，必待病人之正气复原，扑灭病菌，而其病始已，用药者，不过调和正气，为之补助耳，不然水杨酸钠，果能杀死病菌乎，何以为流行性感冒之特效药？若必谓杀死病菌方能治病，则砒霜一味专门要就此药已可矣，夫医学岂果能若是之简单哉。

王氏对汪精卫狂妄攻击中医的言论甚为不满，他讽刺道：

汪先生果是个万能者，政治、军事固属擅长，最近更高谈医理，他对于西医的讨好，不遗余力，对于国医的排挤，无微不至，他最近再做进一步的推翻中医计划，他说中医不会治传染病一句话，倒令人怀疑到十二分，真的中医不会治传染病，那么患传染病的人，遇着了中医，不是死个净尽吗？天然痘是传染病的一种，为什么治疗成绩中医总比西医高强？

他还指出：

以为中医没有显微镜的检查，便看不见病菌，看不见病菌，便不会杀菌，这真以小人之心，度君子之腹了。中医怎样治传染病的方法，他还梦想不到，怪不得他大言不惭了。

中医治传染病，以直接杀菌为下乘治法，故所用治传染病的药，绝不用杀菌的东西，而传染病自然痊愈。像汪精卫般的人，鲜不以为幸中，其实治病哪有幸中的道理，不过中医治传染病，多是从清除病灶、增加拒毒素着想罢了。比方某处发生匪患，我们断不能借助别处军警，把他清剿便算了事，还该考查生匪的原因，加以补救，才算妥善。国医所用治传染病的药，一方面令本身的抗毒力量增加，他方面更撤除妨碍抗毒素产生的障碍物，正本清源，法孰善于此，然而趾高气扬、目空一切的汪先生，又哪里晓得呢？

王氏出于对中医的巨大责任心和对信念的执着，使他对于身居高位的汪精卫并没有畏惧，毅然挺身而出严加斥责，表现出了一个苍生大医救死扶伤、不畏艰险的巨大勇气。

周伟呈力驳西医公会扭曲中医

周伟呈（1894—1947），回族，世居开封市北关。家道小康，自幼就读私塾，博览经史，以求仕途。1905 年，科举废止，遂改儒习医。初读清代医家陈修园所著的《医学三字经》，渐有所悟。偶然为乡邻诊些小疾，常获效，便决心致力医道。1917 年，周伟呈就学于汴梁名医陈松坪门下。1922 年，经河南省警察厅考核，"允准行医"，遂悬壶问世。两年之后，他与中医界同仁王合三等为维护、探讨祖国医药学术的发展，组织了河南中医药研究会，自任会长。后来又和王合三等一起，在他家里创办了河南中医学校，他主讲中医课程，培养了一批理论基础坚实的中医人才，后多成为名医。1927 年，开封市中医公会成立，周伟呈仍担任会长。1929 年，国民政府中央卫生部在南京召开第一届中央卫生委员会，会上以"中医不科学"为由，通过了"废止旧医以扫除医事卫生之障碍"提案。消息传出，立即引起全国各地中医药界的极大愤怒和强烈反对。河南省会中医界也积极投入斗争，周伟呈以河南中医界代表，参加了晋京请愿团。南京政府当局在中医药界及广大舆论的压力下，暂缓执行提案。为了缓和中医药界之情绪，1931 年，由国民党中央委员谭延闿等提议，成立了中央国医馆，周伟呈为国医馆理事，兼学术整理委员会委员。1932 年，仿照中央国医馆条例精神，河南成立了国医分馆，任命周伟呈为馆长。抗日战争爆发后，日寇侵入中原，开封沦陷，周伟呈为时局所迫遂称病家居，著书立说。周伟呈一生学术著述较多，计有《内科学》《外科学》《新新时病论》《内经摘要类编》《周批程松崖眼科学》《周评〈临证指南〉》《瘟病新解》等。①

1933 年，《医药评论》杂志第 104 期刊载了《上海市医师公会对于制定国医条例责成中央国医馆管理国医意见》一文，文中上海市医师公会对中央政治会议上石瑛等人提出的制定国医条例，责成中央国医馆管理国医的议案极力反对，认为此案若通过，势必造成国中学术行政上医学混乱、行政分裂之大危险。

---

① 魏玉林，王华农，刘家骥. 中州钩沉［M］. 北京：中华书局，2005：81-82.

对于上海市医师公会不辨青红皂白，一概反对中医行政管理改革的设想和需求，周伟呈于当年《杏林医学月报》第58期上发表了《驳上海市医师公会对于制定国医条例责成中央国医馆管理国医案意见》一文，表示强烈反对。

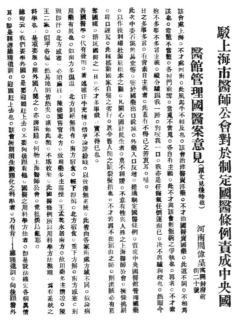

《杏林医学月报》载周伟呈《驳上海市医师公会对于制定国医条例责成中央国医馆管理国医案意见》

文章指出：

此次中委石瑛、焦易堂等鉴于国药出口锐减，外药入口反增，提议制定国医条例，责成中央国医馆管理国药，以作挽利权杜漏卮根本之图。凡关心国计民生者，莫不称赞。不意有性与人殊之上海医师公会，拣条挑剔，肆口诬骂，此种动摇国家自强之劣行，真令吾人闻之眦裂发指也。

吾国医学，代有发明，著述虽汗牛充栋，惜乎论说纷歧，以致漫无系统，此皆由各家所处方域不同，故论病用药有异也。如南方多湿温，北方则绝无仅有。南方宿食，轻下即泻；北方宿食，重下方解。南方感寒，荆豉即汗；北方感寒，必须麻桂。陈修园尝官北方，故用药多主温燥。王孟英永居南方，故用药多主清凉。陈王二家，似乎各偏。然易地则皆然矣。诸如此类，不堪枚举。此国医条例所以用科学方法整理一为有系统之科学也，是项要举，虽外国人闻之，亦将称韪。

他进而引用孙中山的话语"我们要学外国，是要迎头赶上去，不要向后跟着他"，指出：

国医之用科学方法者，即设法确定各病真情，谨遵总理遗训，迎头赶上去。该会所谓须生数理化之科学者，乃有背总理遗训，向后跟着外国。

（1）中央国医馆之设立，原是根据中央国医馆查国术馆之章程载有管理国术之条文，则国医馆管理国医，亦非节外生枝。如以国医馆管理国医为俨然行政机关，则国术馆之管理国术，未见有军事家发异言，而国医馆管理国医，确有该会来攻击，此可见我国军事家皆雅量君子，该会各洋医皆忌刻小人。

（2）教育部卫生署机关，几乎为该会小白脸辈，运用董贤、黄皓蛊惑手段麻醉矣。谁还来整理国医国药耶。至考试院，虽尚未受其分桃之惠，然如果实行国医考试，则势必加入国医为考委。如一加入，则该会必然后庭发痒，醋劲大发，撒娇卖嫩，闹个黄河水不清。

查国医与药商，中国之安分良民也；医学与药物，中国之文化，中国之出产也。教育部卫生署，既无管理国医国药之规定，若不属于中央国医馆，则医药两界人士，不几尽同亡国侨民欤。青天白日之旗下，应当有此不平恶象欤。此石瑛、焦易堂等二十九委，所以有制定国医条例，责成中央国医馆管理国医之提案也。不意该会畏之如虎，恐一旦此案通过，彼不能再施其残摧国医国药之行为，于是恐变为羞，捏出什么只图扩张势力，不顾棼乱行政，许多血口喷人鸟话来，宋秦桧之诬武穆，不意今日亲见也。

（3）卫生署，虽是卫生行政机关，研究院、医学院，虽是研究学术机关，但其各职员，并无真通过国医学术者，焉能整理国医国药耶。再该会谓国医馆之设立，已为骈指。然若以春秋诛心论之，该会早视为眼中钉，肛内瘤矣，岂只骈指已哉。

（4）按该会谓国医不知微生物，殊不知彼所谓之微生物，即我国所谓邪气贼风也。不过中外名辞不同耳。试观国医治疫之良方，有不用苦寒辛芳，涤除贼风邪气乎。

（5）业国医者，虽未曾充分研究动植物化学等，然已早知蒸露、泡酒、制粉、收胶矣。进一步言之，安知不早已各派其后辈子孙，专心研究动、植、物、化、药理各学耶。

该会谓旧医稍识之无，不知该会见那个国医只识之无二字，纵令亲眼见过有其人，亦是中国白居易第二，比该会之生长中国，专为外国当贩药奴，只识洋媚二字何。

他还引用孙中山所说"我们要学欧洲，是要学中国没有的东西"，指出：

中国没有的东西是科学，可见科学者，世界之公物也。人人得而采用之，非一人一派之所得盗窃占据私为己有者。该公会何得谓称国医自宜拒绝以科学方法之整理耶。岂科学为该公会之洋祖洋父遗产，只许渠辈承受，不许他人一视耶。

西医所谓传染病，即我国古时所谓之疫也。国医论疫大家，除吴又可、刘松峰各著专书外，更有王孟英之论霍乱、王清任之论天花、吴本立之论痢疾、韩芷轩之论疟疾、许济川之论瘢疹、曹心怡之论喉痧，而河南国医团体，尤有仿法定九种传染病学之单行本（现出版者，有白喉、有天花、霍乱三宗）。该会何得谓国医无传染病学也。

伤寒、温热、暑湿，病情各异。故国医各有专书，事实俱在，夫人尽知。该会何得以莫须有评国医举一切传染性热病皆谓之伤寒也。望闻问切，为国医诊查病症之大纲。然即再采用测温器，检验体温，听诊器察心跳，及显微镜检察细菌，亦是学术之藉助，并非踰西医墙，而搂其处子，该会何得谓盗窃西医学术耶。又焚香辟秽，矾洗酒洗，为我国通俗消毒之常法。该会何得谓国医无消毒方法也。

他认为：

西医缺少和平性，更欠旧道德，故不能潜心研究国医之脉学，第五段桡骨动脉只一条，何能分寸关尺，何能统各脏腑耳。试问神经亦一具，何以须分知觉运动耶，而主知觉者，何以又目能视而又不能听，耳能听而不能视耶。

主运动者，何以手能握而不能步，足能步而不能握耶。举此例彼，则国医脉学，不得谓之荒谬矣。又据彼所谓发热数日，动曰温邪；烦扰失眠，辄云肝气，乃治疗疾病上，最无能力之表现。请试观凡国医之所谓温邪发热者，必是体温因受外感而增高，投银翘桑薄栀膏，有不愈者乎。国医之所谓肝气失眠者，必精神因受刺激而烦扰，投蛎龙磁朱珠母，有不安者乎。且古人有云，肝脑涂地。古人肝脑并称，则肝病脑病，治肝治脑，可以明白矣。安得大骂该案迥护其短狡狲阴贼也。语有云：惟无暇者，可以戮人。试想该会积年信口雌黄，反对中央提倡国医国药，专为外国当贩药奴，其阴谋贼算，尚有伦比哉。虽汉之十常侍，唐之安禄山，宋之秦桧，明之刘瑾，清之和坤，亦未有此权顷中外，禁锢善类，亲夷灭夏之毒计也。

他引用内政部管理医师暂行规则第二十一条，指出：

医师除关于正当治疗外，不得滥用鸦片吗啡等毒剧药品，与国医条例第十七条，国医非诊疗上确有必要时，不得使用剧烈或毒剂药品，有甚或异，而该会于内政部之第二十一条何必放一屁，而于国医条例之第十七条，却来放屁不已耶。此真藏仓沮孟子，郭开毁廉颇者矣。

查国医条例第十七条，并无禁人一概不能用毒剂，不过须审慎不可随便滥用耳。该会摘出此条攻击，吾恐该会每日之用鸦片吗啡毒剂药品，不知凡几矣。嗣后上海，但有服毒中药案，该会应尸其咎矣。

该会诬石焦等二十九人为攘夺事权，膨大势力，藉以敛钱，供其活动云云，真是贼人诬良为盗，浪妇诬人强奸也。殊不思彼之神圣不可侵犯的医师公会，早应遵中央训令改为西医公会矣。而迄今犹堂哉皇哉名曰医师公会者，明明是蓄谋攘夺事权，公然弁髦中央，暗自大膨势力，藉以敛钱也。是可忍也，孰不可忍也。深望国人严防其有卖国举动也。

王合三严斥傅斯年抨击中医

王合三（1881—1955），满族黄旗，开封人。生而颖慧，博学多能。后淡视荣禄，以故废儒学习岐黄，积极参与公益事业，组织医学志士，开展学习交流。为振兴中华医学，培育中医药人才，于1926年创办河南中医学校，1929年联合同道成立开封中医研究会。1934 年开办中医讲习所,1948 年创办开封民办中医学校。当时,旧中国政府对中医学加以排斥、摧残,提出要消灭中医时,先生挺身反抗,大声疾呼,做出了一定的贡献。诊余常以整理医学教材为怀,自是于业务之余,广集群书,苦心钻研,本之于解剖,征之于实验,范围于自然科学之定律,审慎于客观唯物之现象,不墨守阴阳,不拘泥五行,以科学之眼光,持研究之精神,著述《伤寒求实》《温热论中西合注》《内经从新》等书。对国内医界中西医汇通影响甚大,且受到了政府奖励,并授予中医科学化医士之名。他擅长内、儿、妇科,设诊从不计诊费,自制中成药固崩片、止溃片、止疟片等,疗效显著,誉满中州。于 1953 年 10 月,在开封市解放初期,政府关爱中医知识分子,被选为政协委员。在为患者治病解难之余,他还设立中医学义教班,以所注疏伤寒、温病、内经为主课,传染病学、针灸、药物、生理、解剖等辅之,不畏寒,不避暑,耳提面命,口传心授。他还打破医学保守之观念,培育出真才实学之人才,其中不少学生,成为新中国成立后早期老一辈河南中医界名医、教授。河南省中医院成立时,王合三被选为首届院长。1955 年 5 月 12 日逝世。[①]

1934 年 3 月 5 日,《大公报》上刊载了一篇名为"所谓国医"的文章,为时任中央研究院历史语言研究所所长的傅斯年所写,文中对中医大加批判,文章见诸报端,遂一石激起千层浪,引发了中西医界一场轰轰烈烈的论战。

王合三读过傅斯年的文章后,对傅氏以文学界之翘楚而写出如此不智之文深感锥心之痛,于是他在当年《现代中医》杂志第 9 期发表了《异哉傅孟真之〈所谓国医〉》一文,对傅氏言论进行了深刻的驳斥:

> 其所著《所谓国医》一篇,于中医冷嘲热骂,不值一文,且对于政府人民,若有深憾,谓'我国兴了四十年教育,中医犹有问题'云云。夫中医之有问题,岂特我国而已哉。东邻有恢复汉医之声,国联有研究中国医药之举,东西各国,兴办教育,不止四十余年,何以开倒车仍与我国相等,盖今日之西医,优势不能解决疾病,必要时仍必请教中医,此人民自由之权,非西医

① 王旭. 中国百年百名中医临床家:王合三 [M]. 北京:中国中医药出版社,2013:1-2.

所能妄干也，间有病愈，遂令人民之心理为之一变，观余云岫之《皇汉医学批评》，亦谓肠出血病西医束手无策者，经中医治之而愈，傅氏之中西医学识与经验，自以为比余氏如何，乃举余氏所不能言不敢言者，而傅氏言之，且更强词夺理，信口开河，意指中医非纯粹的汉品，真可为胡说乱道。

中医之起源，肇于《内经》，《内经》者，秦汉以上之书也，后汉张仲景著《伤寒》《金匮要略》，始集中医之大成，迫其后若唐若宋若元若明，以及于有清一代，凡名医迭出，如孙真人、王刺史、金元四大家、叶天士、薛生白、徐灵胎、王孟英诸人，其著书立说，无不以《内经》《伤寒》为模范，学说当否，乃另一问题，然为纯粹之汉产，可以断言，虽唐宋后偶有印度中亚阿拉伯之医术东来，然与我国之医理在原则上格格不能相入，四千年来，引证其说者谁耶？中国之医术俱在，可以复查，至谓'中医既无病理，又欠诊断，无非是一部经验良方'云云。方而谬奖曰良，则其能愈病也可知，当其未愈之先何以知用此方，必有一种经验忖度而选择之，断非烧香讨药拈阄而来。病理可以胡言，症状岂能假造，见上吐下泻而诊断为霍乱，见后重下血则诊断为痢疾，中西论病，并无若何泾渭，有是病则用是药，用是药则使病愈，其所以然之原因，仍是生理的变态，化学的反应，又指挥此经验良方以施于病人者，仍是诊断，不过在中古之时，无打诊听诊等器，与 X 光线耳。

今傅氏拟现将大埠之中医，全数取消，或加重税于赚钱之医生，想必傅氏应曾悬壶于大埠，而诊业不甚发达者，不然，是何其眼红如是！傅氏不过一不走运之西医耳，使其官运亨通，大权在握，则全国之中医，必将逐之于西伯利亚，吾恐通都大邑之中国药商，因连带关系，亦将宣告歇业，则我国所受损失，又当如何。不但此也，聚过四万万人，有头痛必用飞那西汀，有痢疾必用加路米尔，有感冒必用杨曹，有咳嗽必用托氏散，吾知每年之漏卮，当在十二万万一倍二倍以上，则振兴国货，与此却成一反比例，势必将我国之羌活、黄连、木香、麻黄、桂枝等特效原料，大批购去，转瞬间，换几个拉丁名词，服运我国，经招财童子之手，诸见推广，提倡外货，成效可睹，反不若中医爱国之可恕也。

医药无国界，此西医解嘲之语也，欧美可作是言，日本亦可作是言，而我国之西医不配也。国药不知名，西药不能制，反日日所用者，一一仰给于人，有当归而不能制补血精，有砒石而不能制六零六，甚至远志、龙胆等药，亦不敢购我国之药肆者，已为外人所讪笑，若必欲尽将中国之药商一网打尽，真如傅氏所谓世界人觉中国为另一种人类矣！

中央医院，乃国家之机关，承办者，乃西医也，因舆论不孚，谤声四起，监察院据之以提起弹章，乃极普通之事，今傅氏谓'中央医院杀人不杀人，岂监察委员能凭空断定'，是明明指西医之事，中国管理不能过问也，然则西医果真神圣不可侵犯？抑必设治外法权？以中国设立之机关，中国自行管理，乃劳旁人代为不平，天下可恨可耻最可短气者，孰过于此。

总之，医学以活人为原则，医学而不能活人，虽说理精确，则仍与洋八股相等，况今日国难重重，亡国迫于眉睫，为国民者，应大处落墨，不求细争，凡有抱负，不妨发表报端，以稍尽绵薄之贡献，正不必效村妇之骂，今傅氏咬牙切齿，对中医若有深仇，以为赤匪日本，或可妥协，而中医西医断难并立，真不知傅氏之心理果如何。

《现代中医》载王合三《异哉傅孟真之〈所谓国医〉》

王氏的见解代表了当时河南中医界的主流观点，对于扭转世人对中医的误解，促进中医界的反思起到了一定的推动作用。

民国时期河南中医的反思

周伟呈详论国医与洋医

1932 年《国医公报》第八期刊载了周伟呈撰写的《国医与洋医》一文，文中周氏提出国医与洋医各有所长，贵在精专的观点，对处于困境中的河南中医无疑注射了一剂强心针。

文章指出：

> 道光中叶，英国医生合信氏来我国，在上海设立仁济医馆，著有《全体新论》《西医略论》等五种，我国医士甚羡慕之，常称扬之。此国医谦谦君子，佳善而矜不能之明证。近来一般留洋医生，自恃住过洋房，习过洋话，遂竟视本国医学医士若仇敌，百计陷害，思得一逞（如历年反对中医学校，提议废止中医，攻击中央国医馆一切设施）。此渠辈性非和顺，阴贼险狠之明证，殊不思中外医术，各有短长，中外医士各有优劣，谁能本其所学，清清楚楚将人疾患治好，方是优秀分子。

随后，周氏以自己救治的六个疑难患者为例，强调了中医应提高诊治技术，方能在与西医的竞争中保持优势。如陇海铁路总段长舒理卿，患感头痛发热，某西医投泻剂，连泻七次，精神昏倦，肢冷不食，发热益甚，势颇沉重，周氏以葛根解肌汤加减，一汗而解。又如南区署长马文暄，病冬瘟咽痛，壮热脉数，呼吸不畅，神识欲昏，某西医以测温器检验体温，在华氏 108 度，称为危险，周氏以银翘散加减，外吹自制蓬雪，次日霍然。

张竹渠比较中西医术

张竹渠（1883—1953），安徽金寨县南湾人。青年时学习中医，医技精湛。1933 年赴开封，医好久病不愈的河南省主席刘峙，饮誉开封。1934 年河南中医测试，应试夺魁。1937 年，被委任为河南国医分馆馆长。抗战时归乡行医，后病故。

1937 年，时任河南国医分馆馆长的张竹渠在《国医砥柱》第 7 期发表了《中西医术比较之讨论》一文，摘录如下：

或曰国医长于内，而西医长于外，再曰国医精于气化之理，西医巧于注射之术，次说似之矣。然则欲论中西医法，孰得孰失，居今日既无考查之统计，复少此比较之标准，所以无从而断定，大抵中西医法，各有所趋，故其指归亦异，其中是非，亦难执其一端。如国医持论无形之气，凡外感六淫不正之邪，皆气也。或感其邪气，依证断为何病，用药而祛解之。所谓国医长于内，而精于气化之理是也。西医之诊断，全赖有形之血液，验其血含有菌类者，即以注射之法，而抗其毒素。所谓西医长于外，而巧于注射之术是也。夫长于内，亦有内生不治之病，虽行之以注射，亦属无济，有如噎膈等病是也；长于外，亦有外患莫救之候，如服国方尚可缓其殒命之期，有如乳癌之类是也。或有内服之方，不如皮肤注射之速效，有若梅毒等症是也；亦有外用注射，终不及内服国药之安稳，有如肺痨之属是也。每见内服国药，纵有大误，而顷刻即死者甚少，常见西法注射一谬，则毙在须臾。况病类计有千百之繁，而西医总以炎症为多，是其开简便之门，即如肺炎一症而论，西医仅以此属发炎之病，而不知其何故以致炎。盖肺其所以致炎者，风湿痰燥，寒火郁劳，均可致之。倘不识其致炎之因，拘其一方一法而决治不同之病变，安得不误乎？误在知其一不知其二故也。至于西法足可效者，姑置而勿论，仅就耳目所及数端，质于同仁，藉作一夕之讨论，或不以为妄也。

有如乳癌一症，患虽在外，其因在内，本内伤郁结之候，常见国医治疗，可延岁月，其毒不作。反之西医一遇此类阴疽，不辨经络，不知禁忌，概施以剖割之术，立见危殆，因不明阴阳气化之理，有致如此，西医长于外，未可信也。

如中风一证，猝然颠扑，口眼㖞斜，神昏不语，每按古法次第用方，多获全瘳。乃西医不名风，而曰为脑充血，指病在脑，专治其脑，结果愈者甚少，及其死也，剖脑而视之，脑果破矣，然则以治脑之法而不应者，其故何欤？盖知其今结充血之果，不明以前曾为中风之因故也。问脑如何而患充血之症，若舍其风之为病，必瘖然无词以答，此为不辨先后标本之过也。

如炎夏之时，感热而呝倒者，名曰中暑，西医所谓日射病，目见内灌沸热之汤，外贴极冷之冰，此是内增其热，外闭其暑，顷刻即亡，此西医杀之耳。每于此病，国医用辛凉解暑之剂，立可苏醒，此浅近易知之理，何西医背谬有如是之甚也。

又寒热疟疾，乃风暑之症，《内经》所谓"夏伤于暑，秋必痎疟"，投以清暑和解之剂，立可病已。然西医指为蚊介之疟菌，通以纳霜注射等法治之，有效有不效。有如三日久疟，多成虚损之候，每以补益气血剂而愈，此二端足证疟疾含有菌毒，未可尽然。

近世西人生理学，勘明通体经络之组织，骨骼之结构，血管之连属，脏腑之机能，颇称精晰。然在国医所谓阴阳营卫、经络腧穴等事，而西医虽经数十番考查，尚未探悉真像。此本人身天然微妙之处，诚非新学所及。但此亦非空谈无物。何者？常见针灸治病，有如桴鼓之应，如咽疼刺少商，牙痛刺合骨，疟疾刺风府，产难刺三里，遂刺遂效，不可枚举。若全无经络穴道之事实，何若有此神验。夫医学博大，岂有穷极，病变异常，亦有莫测之机，而一偏之学，亦难尽其能事，总以化除畛域之成见，俾新旧熔于一炉，去其滓而存其精，然后可也。诚五大洲之民生有厚幸焉。

路登云探讨中医改进之法

1937 年，开封名医路登云在《医学杂志》第 96 期发表了一篇题为"改进中医采取中医融洽之方法其利弊安在试申论之"的文章，文中探讨了融汇中西学术之所长用以改进的设想，对于启迪当时河南中医界探索中医发展方向具有一定的促进作用。

文中路氏认为：

我国医学积数千年之经验，细研究之，中医学术与科学原理相合者，亦复不少。从前闭关时代，无从参考，现今西洋传来医学，由生理、解剖、物理、化学等组合而成，我国中医值此竞争时代，科学昌明，不妨借助他们，以促进自身提高。所以如此，是因为无生理解剖知识，则不足以言医；无物理化学知识，则不足以言药。现今世界大同，一切学问，皆当公之于中外。

况医学一门，东西各国皆同，独我国医学别树一帜。虽我国医书确有价值，而所说之名词与理论，往往枯燥难懂，所以今日之中医，起码的要求，须预备生理、解剖、物理、化学之知识，将我国数千年之医籍，熔冶于一炉，去伪存真，而以现代之学理，注以新解。此等历史的眼光，求真的精神，果能实行，有百利而无一弊。愿医界同志联合起来，用科学以阐明医理，用化学以提取药精，中西之医学虽不同，中医之症状则无异，务将古人所举之病证与方药，按生理化学以考其所以然之故，然后按方之效果，以求用方之真因，译为洋文，发表于外国医药杂志，真理一出，中外共赏，则中国之医学，安知不变为世界之医学。

民国时期河南中医学术团体

民国时期，河南多地成立了形式多样的中医学术团体，根据发起人员及隶属机构的不同可分为以下几类。

中央国医馆河南下属分馆及支馆：河南国医分馆（成立于1932年，馆长为陈松坪）、郑县国医支馆（成立于1935年9月，馆长为闻甫宸）、杞县国医支馆（成立于1937年，馆长为李稳青）。

北平《国医砥柱》月刊社河南各地分社：开封分社、洛阳分社、洛阳行都分社、彰德分社、安阳分社、浚县分社、杞县分社、确山分社等。

地方自发中医药研究机构：河南各地成立中医药研究机构名目及数量繁多，以下将具有代表性的加以列举：安阳县医药研究会（成立于1919年5月）、杞县中西医研究会（成立于1919年，会长为杨少霖）、河南医药研究会（成立于1926年6月）、开封国药改进社（成立于1935年9月，社长为王合三）、杞县国医研究会（成立于1936年，会长为李稳青）、河南国医改进研究会（成立于1937年，王景虞为常务理事主席）、周家口中医公会（成立于1937年）等。

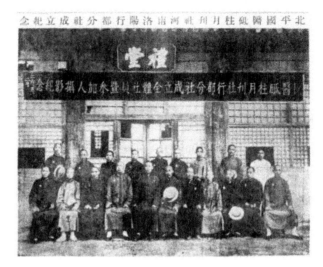

《国医砥柱》月刊社河南洛阳行都分社成立纪念照

河南国医分馆

1932 年 7 月，河南中医界经南京中央国医馆批准，在开封组建河南国医分馆，推选周伟呈为分馆馆长、宋子敬为副馆长。同年 10 月由陈松坪接任馆长，12 月由李琢玖接任副馆长。1937 年，由张竹渠接任馆长。国医分馆曾成立国医传习所传授中医学术，并创办馆刊《河南国医月刊》，对开封及全省中医学术发展发挥了促进作用。

河南国医改进研究会

该会成立于 1937 年 4 月，《国医砥柱》月刊 1937 年第 5 期载有《河南国医改进研究会成立大会来函》："本会于本月四日在开封县党大礼堂举行成立大会并选举职员王景虞、何启丞、樊楚农、孙问佛、王合三等 5 人为常务理事，涂知古、路登云、戴雨樵、郑霭昴等 4 人为候补理事，孙焕章、牛慧轩、涂蔚生为常务监事，高超群、陈荔波为候补监事，复于同月六日在本会会议室开第一次理监联席会议推王景虞为常务理事主席，即日宣誓就职，分配职务开始工作。"该会还于 1937 年聘请《国医砥柱》社长杨医亚及医士赵子刚为撰述主任，并于同年出版会刊《卫生导报》。

周家口中医公会

1937 年《国医砥柱》月刊第一卷第 3 期载《河南省周家口中医公会成立大会

志》："本镇国医界，鉴到各省各县皆有公会之组织，爰集同道数十人进行筹备中医公会，业已筹备完竣，并由本镇直属区党部发给许可证，于1月22日假该部大礼堂，举行全体会员选举成立大会，并庆祝'一二二'颁布中医条例一周纪念，各街衢粘贴标语，以资庆祝，红绿满目，句句动人，为本镇国医界空前未有之胜举。"第一次会员大会，到会85人，党部代表陈干岑、马培初，公安局代表刘中，公安分局代表陈朗斋，商会代表李凝汉，医药研究社代表穆少卿。会议临时推选主席周志甫，记录陈干岑，司仪马培初，行礼如仪后，主席报告开会宗旨。后由党部马培初、公安局刘中、商会李凝汉致辞。

会议通过了12项提案：加入全国国医联合会，俾资联络案；呈请中央国医馆转函卫生署增设中医主管司，以重职守案；设立防疫病院，并施防疫药品，以重防疫要政案；设立中医讲习班，以造就中医人才案；设立肺病疗养院，以杜肺病流传案；设立医学图书室，集资购书，以供参考案；呈请关停取缔走方郎中及江湖伪药案；神怪治疗及巫觋冒医，呈请取缔以重人命案；实行检查伪药冒真药，并请官厅协助案；本埠中医未入研究社及公会者，宜劝导加入，共同研究案；统一处方笺纸，遵照开封办理案；前呈准公安局，布告施行诊金价额，请早日实行案。

选举结果：周志甫、孙会绎、穆少卿、胡良岑、马道安、明琴声、王鸿渐、张子铭、李绍亭、王如璋、赵庆甫11人当选为执行委员；王士林、苗少堂、顾蔚然、孙存耿、李鸿楼5人当选为候补执行委员；陈广文、王廷杰、穆梦卿、孔调臣、袁鼎之5人当选为监察委员；王干卿、穆阳春、陈德成3人当选为候补监察委员。并由执行委员互推常务委员5人，结果，周志甫、王鸿渐、孙会绎、马道安、穆少卿被推为常务委员、监察委员，推穆梦卿为常务监察委员。

周家口中医公会成立后，积极开展活动，同年3月17日，公会组织召开了"三一七"纪念大会。1937年《国医砥柱》月刊第1卷第3期载有《河南周家口纪念"三一七"大会志》："本镇中医公会中医科学研究分社医药研究社，联合纪念'三一七'，于十日前赶制标语及告同业书，至日各团体代表，联络于途，会场异常紧张，颇称一时之盛，兹将开会情形略志如下。开会情形：本月十七日下午九时假直属区党部大礼堂开会纪念，计到党部代表马培初、商会代表李凝汉、《警钟日报》记者陈学纯、西华县医药研究会代表刘冠侠、商水县医药研究社分社代表彭凌霄、陆城镇医药研究分社代表杨华斋，到会员孙会绎、周志甫、穆梦卿、王廷杰、穆少卿、周叙泉、陈广文、明琴声、王鸿渐等120余人，推举穆梦卿、周志甫、王如璋、王鸿渐、穆少卿5人为主席团，由穆少卿主席记录马子善、司仪马培初，行礼如仪后，主席报告开会宗旨，略谓今天是'三一七'国医纪念节，是民国十八年中央卫生委员通过废止中医中药案后由京沪同道诸同志通电全国中医药界，结合团体，不畏艰险，晋京请愿，结果此案消灭，此我界幸中之幸，光阴迅速，荏苒八年，诸位数十里来参加这个纪念日，社会非常荣幸，并钦佩诸位热心之至，但愿大家努力团结，放弃私见使本会发达云云。旋由党部代表马培初致训词，及商水县代表彭凌霄，西华县代表刘冠侠，陆城代表杨华斋、周志甫、王鸿渐等演说。"

民国时期河南的中医教育

罗山县中医药研究所

为发展罗山中医事业，当地名医王朗轩联络地方名士，于民国二年（1913 年）在县城创办中医研究所，免费招收学生。王氏在教学上，采取课堂讲授与临床实践相结合的方法，应诊时让学生环立身旁，按"四诊""八纲"进行辨证立案开方；讲课时剖析应诊的病例，由浅入深，循循善诱，以求学生系统消化。至民国十三年（1924 年）王氏去世，共办 4 期，培养罗山县乃至河南省中医 160 余人。其中不乏名医国手，如吕继可、张汉秋、黎定初、王世卿、黄定九等。

王朗轩（1844—1924），名庆福，罗山县城关镇人。王朗轩出身贫苦，自幼聪颖好学，书院免费收其就读，16 岁中秀才，不久河南督军府聘其为家庭塾师。此后，王氏博读医书，深究经典，常运用名医论述验于实践，40 岁时已为省城医界承认。清光绪三十四年（1908 年）携子返回罗山，在县城北关开"信仁堂"药店，常免费为患者治病。民国初年境内霍乱流行，不少青壮年染疾丧命，王氏写药方张贴于四乡，自制药剂免费，救治数十例垂危患者。王氏擅长内科、妇科，对张仲景医学理论及温病学有较深的研究。王氏积多年行医经验，著有《伤寒论浅释》《药物应用症例》等书，后因战乱散失。①

张汉秋（1895—1970），罗山县涩港店人。1904 年起在私塾就读，9 年后考入信阳高小，1921 年毕业于开封监狱学校。又三年考入罗山县中医药研究所。结业后，回涩港为"澄清堂"坐堂医生。又先后被信阳"赵恒记"、涩港黄孟仪、朱堂刘汉民、罗山"信仁堂"聘为坐堂医生。1953 年参加涩港联合诊所，1962 年调至罗山县中医联合诊所。1953—1968 年连续三届被选为县人民代表。1964 年被河南省卫生厅批准备案，评为全省 99 名名老中医之一。在他行医早年喜用张仲景之《伤寒论》《金匮要略》药方，晚年喜用施今墨之方。其方偏补，味多量大，如珍藏之医治单腹胀秘方"黄狗胆丸"多达 33 味。凭多年临床实践，撰写《临床诊疗经验集锦》12 本，约 10 万字［《罗山县卫生志（1986）》］。

黄定九（1890—1955），罗山县人。自幼跟随曾祖父学医，19 岁开始应诊，24 岁考入罗山县中医药研究所，从师王朗轩，攻读中医经典著作，毕业考试名列前茅。后为提高学业钻研医术，先后寻师访友遍及十余省市。中年迁居武汉，在湖北省救济院任中医师。20 世纪 30 年代曾与武汉国医理事会冉雪峰、蒲辅周等共赴南京抗议国民政府取缔中医案。抗日战争爆发后，他返回信阳，在红十字会任中医师。信阳沦陷期间，退归罗山故里行医。抗日战争胜利后，他重返信阳，在东门里开设"澄清堂"行医，至 1955 年病故。

黄定九自幼勤奋好学，热爱中医事业，善于钻研中医经典理论，深究各家名著，继承家传丹药烧炼术，创立中九丸等秘方。在武汉及信罗地区诊余经常讲学，著有《慢脾论》及《杂症随意录》。他生平注重医德，曾在慈善机构从事义诊多年，经常深入街巷村镇施医舍药，为人民解除疾苦。行医 50 余年，深得群众好评［《信阳县卫生志（1986—1998）》］。

河南中医学校

民国十四年（1925 年），在汴行医的周伟呈和王合三先生共同创办了"河南

---

① 罗山县地方史志编纂委员会. 罗山县志［M］. 郑州：河南人民出版社，1987：538.

中医学校"，校址设在开封县前街周伟呈的家中。王合三任校长，周伟呈教中医课，崔贯一讲西医课。每期三年，先后办了两期，两期共有学生20余人，民国十七年（1928年）7月第一期毕业生8人。学习期间的讲义都是任课老师自己编写，如《简易针灸学》《脉理学》等，并印发专著《白喉》《天花》《霍乱》《猩红热》等小册子。学校为半医半读性质。民国十八年（1929年）国民党政府"中央卫生委员会议"通过"废止旧医以扫除医事卫生之障碍案"，通令中医学校改称为"中医传习所"，各地不准中医办学。该校于1930年第二期学员毕业后被迫停办。该校办学虽历时较短，且规模较小，但也培养出了一些颇有影响的名医，如郑颉云等。

郑颉云（1905—1983），江苏省南通市人。17岁从师于名医汪承之，1928年毕业于河南中医学校，嗣后即创办国医联营治疗所。1939—1948年先后在开封女中、甘肃清水国立十中等处任校医。新中国成立后历任河南中医学院内科、妇儿科教研室主任，兼第一附属医院儿科主任，全国中医学会河南分会理事，河南省卫协会副秘书长兼中医学组主任委员，河南省第二、三、四届政协常委等职。擅长内、妇、儿诸科，尤精儿科，其创制的20多种小儿散剂，具有简、便、廉、验的特点。撰有《中医内科幼儿科医案辑要》《儿科证治简要》等专著。其传人有李晏玲、阎孝成、马荫笃、郑琼华等。

内乡县中医学校

1931年，内乡县地方团司令别廷芳大搞地方自治，扩充地方势力，于是，拨款创办了中医学校。学校共分两期，第一期设在内乡县城内，历时三年；第二期设在西峡口，历时三年。

内乡班

内乡县中医学校设在内乡县陕西会馆，有瓦房20多间，校方设有管理委员会。庞皋臣为主任，具体抓行政管理、组织教学、聘请教师、管理学生。教导主任是王子久，受别廷芳委托主抓学校。学校校长是高同芝，南阳县潦河人；后期校长庞香春，西峡人，都能教课。内乡班教师，就地聘请，有庞佛先、庞芳亭、庞天赐、周继臣，皆专职，学校每月可领银圆300元，供全校办学开支。

学生来源由各区公所负责推荐，条件是有中医方面的基础，有一般的文化水平，年龄不超过30周岁，学生不交学费，其他生活用品全归自费，一律入大伙就餐。学员中最大年龄二十七八岁，最小年龄十七八岁，全属内乡县县籍，全校学员60余人。

中医书籍，全是由校方免费发给，有《黄帝内经》《伤寒论》《王叔和脉诀》《温病条辨》《济阴纲目》《医方集解》《本草求真》《本草备要》《本草纲目》《外科正宗》《针灸大成》《小儿科》等。教学方式是集体讲课，分散自学等。

除教课之外，分科教药物配制技术，外科有红升丹、白降丹、二八丹、一九丹、回春丹、三仙丹。小儿科有清热归宗散、肝脾保赤散、祛风化痰散、回生丹、抱龙丹等。除正式上课外，学校设有施药部，群众就诊免费，由学校学员轮流到施药部实习，上述的外科、小儿科各种灵药，一律免费施治。

西峡班

西峡口属内乡县西峡区，第二期中医学校设在西峡南岗，称内乡医学训练班。1938年开办，三年时间，学校设有校部，校长符春轩，有教师3人，其中内科教师2人，外科教师1人。

学员由各区选拔，其规定条件是初中毕业、肄业或有同等学力者，身心健康，品行端正，热爱医药卫生事业，年龄在16～25岁，每一区选拔2人，入学经过考试，合格者录取入学，全校分正生18人，预备生6人，共24人。

西峡班中医学校全属公费生，每人每月给小麦一斗五升（37.5千克），银圆5元，其他应用书籍、笔墨、纸砚一律免费，按人发给，如中途退学，应把所有津贴补助全部退还。学校对学员要求相当严格，每年放假10天，即农历腊月二十五至正月初五，寒暑农忙一律无假，教师有权批准病事假2天，2天以上由校长审批。学习课程有四大药性、本草备要、汤头歌诀、王叔和脉诀、黄帝内经、伤寒论、金匮要略、医宗金鉴、针灸大成等。集体讲完课文后，要求学员通篇背诵。背书时通背无阻为合格，否则戒尺打手或罚跪。

结业后情况

经过毕业考试，发给毕业证书，但无一人安置留用，各归原处，自谋生活。

有者改弦更张，另从他业；有者行医迄今，恪遵岐黄。但他们通过中医理论的系统学习，对当时中医的新生力量，是一个有力的补充，在为群众解决疾苦和防治疾病中，起到一定的积极作用［《内乡县卫生志（1483—1987）》］。

嵩县中医讲习所

1933年嵩县九城里（今黄庄公社）总局王凌云（伊阳，今汝阳人，系国民党军官）为了扩大自己的势力范围，粉饰门面，以兴办"民间慈善事业"为名，筹资在当地兴办中医讲习所，由乡绅王汝林负责。聘请嵩县名医李宜山为专职教师，学制2年，设有雷公药性赋、王叔和脉诀、汤头歌诀等课程，招收学员32名，中途退学17人，结业15人［《嵩县卫生志（1964—1982》）］。

李宜山（1885—1967），原名殿霄，字锦屏，嵩县田湖化村人。李氏幼读私塾，父丧后，家贫停学。1901年其弟病重，去田湖黄门求医，医生推辞不诊，激发其习医。1905年初入医林，行医治病，普救黎民。1913年在嵩县开办大生通诊所，后改为洪济生诊所。1916年为访名师曾到河南省开封府南寺街中医研究所学中医一年，在此期间，河南督军赵德武之子患外感，多方求医屡治无效，三请李氏而拒登高门，后无奈前往。查阅所用之药，尽是大补之剂。李氏随开中药二剂，服完病愈。因此李氏获赠匾额一副，名噪开封府。1928年，李氏在嵩县黄庄开办中医讲习班，招收学员10人。1946年在嵩城东大街开药店，1947—1955年在西宜阳石碣街联合诊所行医。1956年1—9月在嵩县卫协会跑医门诊部行医。同年9月随卫协会转入嵩县卫生院任中医内科医师至去世。李氏为人耿直，不求富门，平易近人，德高望重，查访名师，爱收医籍，勤奋读书，治学严谨，一生熟读中医主要经典著作，对杂症及妇产科疾病尤精，他能吸取西医人体生理解剖之精华，以精湛的医术行医于民间（《嵩县人民医院史》）。

中州中医学校

1943年，新蔡县关津枣林村中医梅凝华主办中州中医学校。第一年校址在梅家祠堂，第二年在枣林村后盖8间房作教室，学制2年。开设药物、方剂、伤寒、温病、妇科、儿科等课程，基础课以《医学衷中参西录》中的"医经精义"为主，由每个保推荐 1 名学生，共 35 人。学费是每人每学期 100 千克小麦，多数由保里出，少数由学生自己出 ［《新蔡县卫生志（1982）》］。

从 1840 年鸦片战争至 1949 年新中国成立的近代百余年间，是中国历史经历重大变革的重要时期。地处中原的河南省在这一时期也度过了时局动荡无常、政治腐败蔓延、自然灾害频繁、鸦片流毒猖獗、百姓困顿不堪的艰难岁月。在如此危急的时代背景下，历史传承悠久、学术底蕴深厚、素有吃苦耐劳和忍辱负重精神的河南中医界，以坚韧不拔的毅力经受住了西洋医学传入和民国政府摧残中医的重重考验，在逆境中曲折成长，使优秀的祖国传统文化瑰宝得以延续传承，为现代河南中医事业的持续发展奠定了坚实的基础。